MANUEL

DE

L'OPOTHÉRAPIE

REVUE

DES MÉDICATIONS THYROÏDIENNE, OVARIENNE, TESTICULAIRE OU ORCHITIQUE, THYMIQUE, RÉNALE, HÉPATIQUE, PANCRÉATIQUE, SPLÉNIQUE, MÉDULLAIRE CÉRÉBRALE, PLACENTAIRE, SURRÉNALE OU CAPSULAIRE, HYPOPHYSAIRE OU PITUITAIRE, MUSCULAIRE, ET DES MÉDICATIONS OPOTHÉRAPIQUES ASSOCIÉES

PUBLIÉ

PAR

LE LABORATOIRE CHAIX

PARIS

CHAIX & Cie, DÉPOSITAIRES

10, RUE DE L'ORNE (15e ARR.)

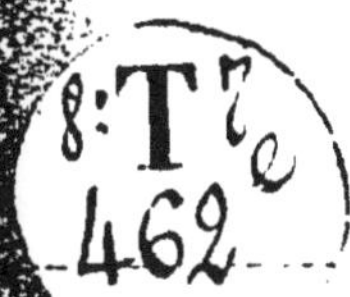

Traitement des Hémorroïdes

SPHYGMOTOPIQUE

ou

TOPIQUE CHAIX

PRÉPARATION

A base d'Adrénaline et d'Extrait Surrénal total

Le **SPHYGMOTOPIQUE** est, autant que possible après lavage de la région anale à l'eau chaude, appliqué suivant les besoins et les indications du médecin, le soir en se couchant ou deux ou trois fois par jour, à l'aide du doigt, sur les hémorroïdes internes ou externes. Il permet une application locale permanente, sans nécessiter l'immobilisation.

Le **SPHYGMOTOPIQUE** est délivré renfermé dans des tubes d'étain qui assurent sa conservation, en facilitent l'emploi et le rendent portatif.

ZOMOTHÉRAPIE

CCOMUSCULINE

CHAIX

SUC DE VIANDE PRÉPARÉ A FROID

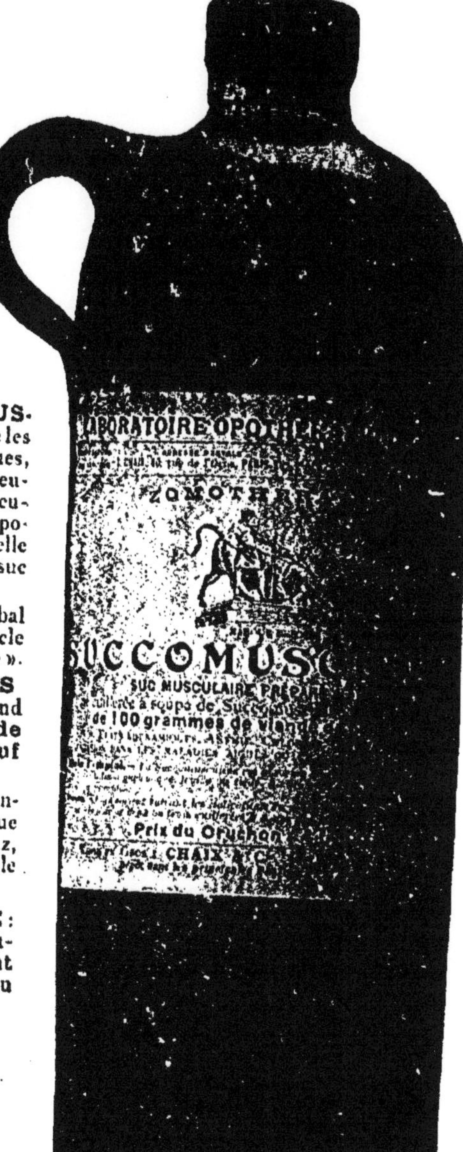

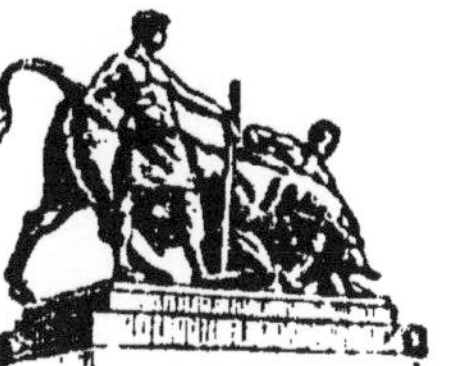

La **SUCCOMUSCULINE** possède les qualités physiques, chimiques, thérapeutiques du suc musculaire préparé extemporanément, puisqu'elle n'est autre que ce suc lui-même.

C'est l'extrait global et inaltéré du muscle qui « vient de vivre ».

La **SUCCOMUSCULINE** correspond **à 100 grammes de viande de bœuf** par cuillerée.

La **SUCCO** est ingérée pure ou étendue d'eau, eau de Seltz, eau minérale, véhicule froid quelconque.

DOSE MOYENNE : 2 à 4 cuillerées à soupe par jour suivant les indications du médecin.

Tuberculose

Anémie

Chlorose

Convalescences

Neurasthénie

Débilité générale

Se méfier des synonymies et des contrefaçons

Dépôt Général : **CHAIX & Cie, 10, rue de l'Orne, PARIS**

Détail : **Toutes Drogueries et Pharmacies**

MANUEL

DE

L'OPOTHÉRAPIE

REVUE

DES MÉDICATIONS THYROÏDIENNE, OVARIENNE, TESTICULAIRE OU ORCHITIQUE, THYMIQUE, RÉNALE, HÉPATIQUE, PANCRÉATIQUE, SPLÉNIQUE, MÉDULLAIRE, CÉRÉBRALE, PLACENTAIRE, SURRÉNALE OU CAPSULAIRE, HYPOPHYSAIRE OU PITUITAIRE, MUSCULAIRE, ET DES MÉDICATIONS OPOTHÉRAPIQUES ASSOCIÉES

PUBLIÉ

PAR

LE LABORATOIRE CHAIX

PARIS

CHAIX & Cie, DÉPOSITAIRES

10, RUE DE L'ORNE (15e ARR.)

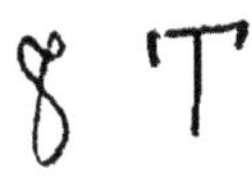

TABLE DES MATIÈRES

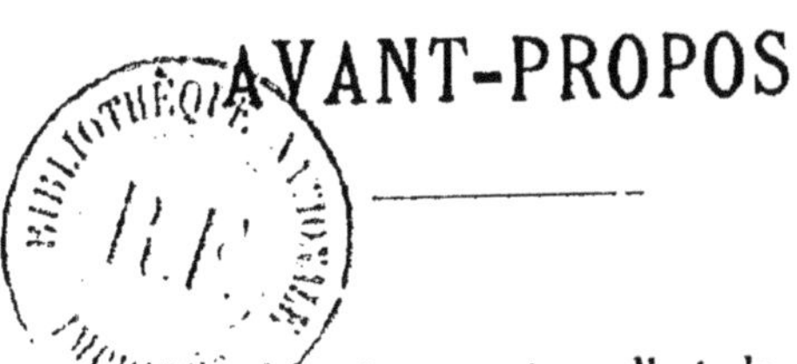

AVANT-PROPOS

Deux méthodes tendent à se partager l'art de guérir. L'une met à profit les principes sécrétés par la cellule animale stimulée, actionnée par les produits de la cellule microbienne : c'est — suivant les procédés mis en œuvre — la bactériothérapie, la sérothérapie. L'autre se sert des substances directement fabriquées par la cellule vivante, normale, physiologique, c'est l'opothérapie.

De ces deux méthodes qui, à l'heure actuelle, évoluent parallèlement, mais sont, sans doute, appelées à se pénétrer, à s'associer, à se compléter, à se prêter un mutuel appui, la dernière seule doit nous occuper ici.

On entend par opothérapie (ὀπός, *suc, jus, humeur de tissu* ; θεραπεία, *cure*) la médication par les sucs extraits des glandes ou parenchymes, définition peu rigoureuse, puisqu'il s'agit en réalité de l'emploi thérapeutique de la substance des glandes aussi bien que des sucs. Brown-Séquard avait pensé au mot *histothérapie* et Combe avait proposé le terme plus précis d'*organothérapie*. C'est cependant le terme d'opothérapie, mis en avant par Landouzy, qui a prévalu. Il a pour lui le mérite de la concision ; qu'importe, d'ailleurs, le nom, si la chose est définie !

Vieille comme la médecine elle-même et reposant d'abord sur des légendes et des pratiques issues de l'instinct populaire, cette méthode s'est établie dans ces dernières années sur le terrain des faits expérimentaux et a reçu définitivement sa légitimation scientifique.

Elle repose de toutes pièces sur une conception géniale de Brown-Séquard : la conception des sécrétions internes.

Qu'est-ce qu'une sécrétion interne ?

La considération du rôle dévolu aux différents organes glandulaires le montrera clairement.

Certaines glandes de l'organisme ont pour fonction d'extraire du sang des substances spéciales pour les éliminer à l'extérieur par la voie de leurs canaux excréteurs sous le nom de sécrétions externes ; tels sont les glandes salivaires, le rein, les glandes de l'estomac, de l intestin les glandes muqueuses, la prostate.

D'autres glandes, privées de canaux excréteurs, élaborent des produits qui font retour au sang veineux directement ou par la voie de la lymphe ; ce sont la thyroïde, les parathyroïdes, la rate, les capsules surrénales, le thymus, la pituitaire ; *on dit alors que ces glandes ont une sécrétion interne.*

D'autres enfin sont mixtes ; elles fournissent aussi une sécrétion interne, mais elles écoulent en même temps des sucs externes ; tels sont le foie, le pancréas, le testicule. Ainsi, comme l'est venu montrer Brown-Séquard, ce dernier organe a un double rôle : il possède une sécrétion externe, le sperme, et en même temps une sécrétion interne se déversant dans le sang et ayant un rôle trophique considérable.

Cette notion des sécrétions internes des glandes avait été entrevue par Claude Bernard lorsqu'il découvrit la fonction glycogénique du foie ; mais personne n'en avait soupçonné l'importance jusqu'à ce que Brown-Séquard l'eût affirmée avec éclat de 1889 à 1893, en prenant pour base le testicule et en s'appuyant en même temps sur les résultats des recherches relatives au mécanisme du diabète pancréatique et au fonctionnement de l'appareil thyroïdien.

Après avoir considéré la sécrétion interne comme une fonction spéciale du tissu glandulaire, l'illustre physiologiste ne tarda pas à reconnaître qu'elle constitue une fonction générale commune à tous les tissus vivants et à élargir sa conception primitive. Ces idées, après une période de dénégation et de scepticisme, sont si bien adoptées que tout récemment, le professeur Renault considérait le tissu cellulaire comme une immense glande à sécrétion interne. Tout tissu, c'est maintenant un fait établi, contient des éléments qui agissent sur l'organisme entier ; tous les organes glandulaires agissent à distance les uns sur les autres non plus seulement, comme on le croyait, par l'intermédiaire du système nerveux, mais par des substances qu'ils produisent et déversent ensuite dans le sang. C'est ce que l'on appelle le principe des corrélations fonctionnelles humorales.

D'une manière générale, et pour nous résumer, la sécrétion interne peut donc se définir : l'ensemble des produits sécrétés par des cellules généralement à type épithélial groupées autour des vaisseaux des différents organes, produits déversés directement dans le torrent circulatoire par les veines, sans intermédiaire d'aucun canal excréteur.

Le mode d'action de ces produits est complexe et multiple ; les influences nutritives, vivifiantes, les actions excitantes, stimulantes, les *hormones* (ὁρμάω, *j'excite, je provoque*), s'y rencontrent avec les défenses antitoxiques, probablement dans des proportions variables qui découlent de la destination fonctionnelle inégale des parenchymes. L'importance et le caractère spécifique de ces substances contenues dans les sécrétions internes sont en majeure partie mises en relief par l'expérimentation physiologique qui a pour instruments la réduction ou la suppression de l'organe afin d'observer les modifications fonctionnelles qui en résultent. Du défaut de l'organe on conclut au caractère, au rôle de l'organe.

Ils ressortent aussi de l'observation attentive des troubles de l'économie qui coexistent chez l'homme avec les altérations pathologiques qui mettent hors d'usage un organe. La pathologie aussi bien que la physiologie sert à les faire connaître. La cachexie strumiprive, le myxœdème, le diabète pancréatique, la maladie d'Addison, sont les plus beaux exemples que l'on puisse citer de cette démonstration *pathologique* du rôle dévolu à la sécrétion interne des organes glandulaires.

Un autre moyen d'information réside dans les procédés qui permettent de restituer la fonction dans le corps privé expérimentalement de l'organe auquel elle est attachée. On ne saurait citer à ce propos d'exemple plus typique que le fait crucial de Schiff venant démontrer que pour guérir les accidents consécutifs à l'ablation de la thyroïde, il suffit d'implanter dans le péritoine une thyroïde fraîche ou d'introduire dans l'organisme les principes actifs de la glande.

C'est là une démonstration physiologique de la plus haute importance.

C'était plus que cela, et ce sera l'éternel honneur de Brown-Séquard d'en avoir compris toute la portée, d'avoir vu clairement qu'elle dépassait les bornes mêmes de la physiologie, qu'elle contenait en germe toute une méthode thérapeutique à laquelle sera due la guérison de maladies jusqu'alors incurables. Le professeur du Collège de France pensa que s'il était possible de remédier à l'ablation physiologique, il devenait également possible de remédier aux troubles liés à l'absence congénitale, aux altérations morbides, à la dégénérescence des glandes en introduisant artificiellement dans l'économie humaine les produits de sécrétion interne des organes similaires correspondants pris chez un animal sain ; il pensa, par exemple, que si par la greffe ou l'injection de tissu thyroïdien, il est facile de combattre les accidents qui résultent de l'extirpation du corps thyroïde, on doit aussi pouvoir remédier par ces moyens aux troubles convulsifs, au ralentissement de la nutrition, à l'infiltration des tissus, à l'abaissement de la température, à la dépression nerveuse, qui résultent du défaut de développement et d'activité congénitale ou acquis de cette glande, et il établit ce principe d'ordre général : *Les manifestations morbides qui dépendent chez l'homme de la sécrétion interne d'un organe doivent être combattues par les injections d'extraits liquides retirés de cet organe, pris chez un animal en bonne santé.*

La méthode de traitement par les sucs de tissus animaux s'affirma en méthode générale.

« Un champ immense, disait-il en collaboration avec d'Arsonval, un champ immense s'ouvre aux praticiens qui voudront employer des liquides extraits des divers tissus et organes comme moyen thérapeutique. Il nous suffira de dire qu'en outre des cas si nombreux de débilité due à une cause quelconque, où le liquide testiculaire doit être employé, un très grand nombre d'autres liquides organiques devraient être essayés. Ainsi, par exemple, on pourrait se servir, dans les cas de myxœdème, de goitre exophtalmique ou après la thyroïdectomie, du liquide thyroïdien ; dans les cas de maladie d'Addison, du liquide des capsules surrénales ; dans les cas de diabète maigre, du liquide du pancréas ; dans les cas de leucocythémie, du liquide des glandes lymphatiques, de la rate et de la moelle des os ; dans les cas d'anémie, du liquide de ces deux dernières parties ; dans les cas où les muscles sont flasques, amincis et faibles sans qu'il y ait d'affection nerveuse, du liquide musculaire ; dans les cas de faiblesse par anémie locale ou générale des centres nerveux, du liquide de ces centres en même temps que du liquide testiculaire ou ovarique, etc. »

C'étaient là des indications d'ordre général. Les unes ont abouti à des résultats favorables et même inespérés, d'autre à des échecs. Des applications nouvelles que Brown-Séquard n'avait pas prévues ont, par contre, obtenu plein succès. Qu'importe! il n'entrait pas dans les préoccupations de l'illustre physiologiste de décrire un édifice achevé ; il se bornait à montrer comment il était possible de l'élever.

Pour incorporer dans l'économie le principe actif des organes à sécrétions internes, Brown-Séquard avait le choix entre les deux procédés employés jusqu'alors par les physiologistes :

1° *La greffe* ;

2° *L'injection.*

LA GREFFE, en permettant de substituer un organe sain à un organe malade, est incontestablement le procédé de choix, c'est l'idéal à atteindre. Malheureusement, si elle a été utilisée très souvent dans l'opothérapie expérimentale et a contribué puissamment à fixer quelques points de physiologie, et si, chez l'homme, dans ces derniers temps surtout, des tentatives heureuses font concevoir de grandes espérances, elle ne constitue pas, pour l'instant, un procédé pratique. C'est une méthode qui est encore à créer.

L'INJECTION. — Quand Brown-Séquard, devant la difficulté pratique des greffes, eut cherché à démontrer que les sucs des glandes broyées avaient sur l'organisme le même effet que ces dernières, plusieurs voies s'ouvraient devant lui pour faire pénétrer ces liquides dans la circulation : la *voie péritonéale*, trop périlleuse pour être utilisée en médecine humaine ; la *voie intraveineuse*, logique, puisque les sécrétions internes versent naturellement leurs produits dans le sang, mais en même temps assez dangereuse, et enfin, la *voie sous-cutanée*. C'est elle qui fut adoptée et rallia dès le début tous les suffrages. Elle présentait cependant de grandes difficultés. Dans la pratique, en effet, le simple broyage aseptique des glandes, suivi de la simple filtration au papier, ne pouvait guère être utilisé. C'est un procédé de laboratoire, excellent pour le laboratoire, donnant assurément le maximum d'effets, mais incapable par lui-même d'empêcher l'altération consécutive du produit de trituration. C'est alors que Brown-Séquard et d'Arsonval imaginèrent un procédé consistant à stériliser par filtration à la bougie d'alumine, sous pression d'acide carbonique, les extraits glycérinés obtenus par macération et préalablement filtrés sur papier. C'est encore ce procédé, modifié toutefois par le nouveau Codex, qui sert encore aujourd'hui. Les extraits injectables actuels sont des solutions faites à une partie du tissu pour deux parties de la solution physiologique de sel marin. On les répartit dans des flacons ou des ampoules aseptisés. Ceux qui sortent de notre laboratoire sont renfermés dans des ampoules effilées à une seule extrémité et fermées à la lampe. Au moment de les injecter, on brise l'effilure, et l'on puise directement le liquide dans l'ampoule au moyen de la seringue stérilisée, armée de son aiguille préalablement flambée. On évite ainsi le transvasement du liquide dans un récipient, manœuvre qui est souvent une source de contamination.

Ces liquides sont donc *directement injectables* et ne doivent pas être additionnés d'eau au moment de l'injection. Ils sont injectés tels qu'ils sont puisés dans l'ampoule. Ils possèdent un pouvoir de conservation presque indéfini.

Pendant longtemps, seul, ce mode d'administration par injection sous-cutanée fut utilisé pour les extraits opothérapiques, car on pensait que l'ingestion devait altérer les principes des glandes et des tissus. On le crut jusqu'au moment où Howitz, Mürray, Fox et Mackensie vinrent démontrer que l'ingestion du corps thyroïde était suivie des mêmes effets que l'injection hypodermique de son liquide de trituration. Cette propriété, exclusive à la glande thyroïde, pensait-on, fut ensuite mise en évidence pour les glandes surrénales, le foie, l'ovaire, l'hypophyse, etc... Il parait s'agir d'une propriété générale. Nous avons donc actuellement à notre disposition deux modes d'administration des extraits opothérapiques, et si l'injection sous-cutanée a pour elle l'efficacité plus grande, la rapidité d'action, l'ingestion présente, de son côté, une plus grande simplicité pratique. Chacun de ces procédés a ses indications spéciales.

Ingestion. — On utilise pour la voie stomacale deux sortes d'extraits : l'extrait total qui contient l'ensemble des principes des glandes, et l'extrait partiel qui est censé représenter le principe utile de ces organes.

Extraits partiels. — Les tentatives d'isolement des principes actifs ont jusqu'ici peu réussi. Le Spermine de Poehl n'a pas tenu ses promesses, et seules des innombrables « principes actifs » isolés ou soi-disant isolés dans le cours de ces dernières années, l'Iodothyrine de Baumann, l'Adrénaline de Takamine, semblent réellement agir dans le sens de l'extrait total. Comme nous le verrons par la suite, elles ne sauraient toutefois le remplacer, car il devient de plus en plus évident que les principes définis, dits actifs, sont combinés dans les organes à des matières indéterminées pour former des combinaisons complexes dont le mode d'action thérapeutique est très différent de celui du composé chimique cristallisé isolé par le chimiste.

Le problème est ardu, et pendant longtemps encore on devra utiliser l'extrait total comme on utilise le sérum antitoxique total, comme on utilise la macération de digitale de préférence à ses alcaloïdes.

Extrait total. — L'organe total utilisé frais est de moins en moins employé, car, ainsi que le font ressortir MM. Gilbert et Carnot, cette mesure est peu pratique, peu imposante. On doit autant que possible éviter au malade les difficultés d'approvisionnement et de préparation. L'absorption des glandes crues, hachées, râpées ou macérées dans l'eau cause une répugnance qui s'oppose le plus souvent à la continuation du traitement. Aussi chercha-t-on à préparer des produits d'une administration facile et conservant les propriétés des organes récemment enlevés.

Nous ne nous attarderons pas à décrire les innombrables procédés mis en avant et à parler des extraits tour à tour expérimentés, extraits aqueux concentrés dans le vide, extraits alcooliques, extraits alcalins, extraits peptiques, extraits trypsiques, extraits papaïniques, etc... De ces procédés, les uns sont encore à l'étude, les autres sont définitivement jugés ; ils n'ont conduit à aucun résultat considérable ; seuls sont restés les extraits primitivement employés : les extraits secs et les extraits glycérinés.

Pour les premiers, la dessiccation de l'organe total se fait à la température de 20° à 25°. La poudre, une fois desséchée, peut supporter impunément des températures élevées sans que les ferments actifs soient altérés ; elle se stérilise ainsi d'une façon très simple.

Les extraits glycérinés sont excellents et recommandables sous cette condition qu'ils soient suffisamment concentrés pour être ingérés sous un petit volume, de façon qu'il y ait le maximum de glycérine absorbé, car il faut tenir compte de l'action propre de cette substance. Sous cette réserve, la glycérine offre de grands avantages, rendement considérable et pouvoir aseptique très appréciable.

Ces deux sortes d'extraits ont leurs indications spéciales. Il ne saurait y avoir unité complète du mode de préparation, pas plus qu'il ne peut y avoir unité de la forme pharmaceutique. Les différences considérables d'énergie cellulaire des substances organothérapiques, l'extrême diversité des doses auxquelles, par cela même, elles doivent être prescrites, s'opposent, en effet, à l'unification si désirable, cependant, de forme et de préparation. Si les extraits capsulaires et thyroïdiens, par exemple, dont la puissance se manifeste à doses extrêmement faibles, supportent la forme de tablettes, les extraits pancréatique, orchitique, etc., qui doivent être ingérés en quantité plus grande, exigent déjà l'emploi des cachets. Il n'est plus ici question de centigrammes. Les extraits d'organes plus volumineux encore, rate, foie, etc., dont l'énergie cellulaire semble être en raison inverse de la masse, non seulement ne sauraient sérieusement être désormais présentés sous les espèces de tablettes, comprimés, capsules, etc., mais ne comportent plus même la mise en cachets. Ainsi les 12 grammes d'extrait hépatique correspondant à 100 grammes de l'organe frais, qui, dans la pratique du Pr Gilbert, sont journellement prescrits, exigeraient l'ingestion quotidienne de 12 cachets, ce qui serait, on en conviendra, fastidieux. L'on est obligé d'administrer au malade, par cuillerées dans un véhicule de son choix, les extraits de ces organes. Il est d'autres considérations. Certains tissus dont on associe fréquemment les substances dans une même préparation, la moelle rouge des os et la rate, par exemple, ne se prêtent pas à tous les modes d'extraction. La moelle osseuse ne supporte pas la dessiccation. Toutes deux, par contre, fournissent un très riche extrait glycérique. C'est donc, dans le cas particulier, ce dernier qu'il nous a fallu choisir. Nous pourrions multiplier ces exemples.

Les doses auxquelles sont administrés les différents extraits seront indiquées ultérieurement. Nous n'avons pas à nous en occuper ici.

Dans cette brochure, faite exclusivement pour les cliniciens et ne s'inspirant que des besoins de la pratique médicale, nous allons passer en revue les principales médications dont se compose l'opothérapie, en nous occupant surtout de l'action thérapeutique, de la préparation pharmaceutique et de la posologie. Si, malgré ses lacunes et ses imperfections, ce court exposé d'une question si vaste permet de se rendre compte des nombreuses indications auxquelles correspond efficacement la méthode et de mettre plus commodément à profit les ressources curatives dont elle dispose actuellement, il ne sera ni inutile ni superflu.

OPOTHÉRAPIE THYROÏDIENNE

Physiologistes et cliniciens sont unanimes à reconnaître l'importance fonctionnelle du corps thyroïde, et il est établi que la suppression de la fonction thyroïdienne provoque dans un délai plus ou moins long des troubles d'une gravité extrême et la mort.

Quelle est la nature de cette fonction ?

La glande verse-t-elle dans la circulation des substances directement indispensables à la vie, ou bien des produits antitoxiques destinés à neutraliser ou à détruire des poisons élaborés au cours des échanges nutritifs ? On ne sait ; mais la dernière hypothèse tend à prévaloir. Quelles sont donc ces substances toxiques qui, après la suppression de la fonction thyroïdienne, s'accumulent dans l'organisme ?

Pour Horsley, ce serait la *matière mucinoïde* ; pour Grützner, un poison analogue à la strychnine ; pour d'autres, la *neurine* ; pour Jaccoby et de Blumreich, l'iode ; pour Bajanoff, une leucomaïne ; pour Notkine, un principe albuminoïde retiré par lui de la thyroïde, et provenant des échanges nutritifs, la thyréoprotéine, lequel principe serait neutralisé par une substance spécifique secrétée par la glande elle-même, la thyréoïdine.

On est donc dans l'incertitude à la fois sur la nature des poisons qui s'accumulent dans l'organisme après thyroïdectomie et sur le mécanisme par lequel la thyroïde lutte contre l'intoxication ; en revanche, il est impossible de mettre en doute cette action défensive. L'opothérapie thyroïdienne en est une preuve éclatante. Le premier moyen employé pour remédier à la suppression ou à l'insuffisance de la fonction thyroïdienne, de la sécrétion interne du corps thyroïde, insuffisance dont, en clinique, le myxœdème est le résultat le plus direct, consiste, on le sait, à remplacer par la greffe l'organe absent ou altéré. Schiff d'abord, puis von Eiselsberg, Sgobbo, Lamair, Canizzaro, Uhgetti, Christiani et d'autres obtinrent des succès plus ou moins durables, car le plus souvent la greffe se résorbe, mais dans tous les cas des survies assez prolongées pour démontrer le bien fondé de la théorie.

Puis, à la greffe succéda le procédé plus simple et plus pratique des injections de suc thyroïdien. Presque en même temps, Vassale en Italie et Gley en France montrèrent qu'on pouvait préserver les animaux thyroïdectomisés des accidents consécutifs en leur injectant dans les veines un extrait aqueux de corps thyroïde; du laboratoire, la méthode passa à la clinique. Murray l'appliqua le premier, et comme le constatait déjà Abelous en 1898 au congrès de Montpellier, les succès de ce traitement ont dépassé toutes les espérances. Ils ne se comptent plus.

Howitz contribua aux succès de l'opothérapie thyroïdienne en en facilitant l'emploi et en démontrant que les principes actifs de la thyroïde résistant à la digestion, il était donc possible de substituer l'ingestion à l'injection de préparations thyroïdiennes : c'était infiniment plus pratique.

Depuis cette époque l'opothérapie thyroïdienne á rendu des services considérables, non seulement dans le traitement du myxœdème spontané ou chirurgical, mais dans un grand nombre d'affections tributaires directement de la fonction thyroïdienne.

Chaque fois qu'il est indiqué, et cela à tous les degrés de l'insuffisance thyroïdienne, l'extrait thyroïdien agit en véritable spécifique, et M. G. Gauthier de Charolles, dans la remarquable monographie qu'il a consacrée à cette médication (1), est amplement autorisé par les faits à émettre cette proposition : « Quand le médicament échoue, cela tient à ce que les deux termes de l'équation ne peuvent donner une solution positive ; l'efficacité du médicament est hors de cause, mais son utile adéquation au trouble organique qu'il doit combattre fait défaut. »

Plusieurs volumes ne suffiraient pas à exposer les applications de la médication thyroïdienne, les observations concernant cette branche importante de l'opothérapie. D'une manière générale, elle a été utilisée :

1° Dans les affections sous la dépendance d'une altération manifeste ou suppression de la glande thyroïde (OPOTHÉRAPIE DIRECTE) ;

2° Dans les affections conduisant à admettre un trouble fonctionnel de la thyroïde sans altération physique évidente (OPOTHÉRAPIE INDIRECTE) ;

3° Dans les affections empiriquement améliorées par l'opothérapie thyroïdienne, sans genèse expliquée de l'amélioration (OPOTHÉRAPIE EMPIRIQUE).

En nous excusant des omissions nombreuses, nous allons essayer d'en donner un résumé sommaire.

(1) G. Gauthier, *Les Médications thyroïdiennes*, avec préface de M. François Franck, ouvrage récompensé par l'Académie de médecine, 1 vol. in-8° de 227 pages, Paris, J.-B. Baillière, éditeur.

Myxœdème infantile. — Dans le *myxœdème congénital*, développé tout à fait dans le premier âge, l'*idiotie myxœdémateuse* et le *myxœdème infantile*, plus tardif, le succès de la médication thyroïdienne est la règle. Elle produit l'accroissement de la taille, de la force, l'éclosion des dents retardée jusqu'alors. Elle rend la démarche plus agile, l'idéation et la parole plus vives. Il s'opère une étonnante transformation physique et intellectuelle chez l'enfant, qui peut se mettre au travail, suivre les classes. La démyxœdémisation produit une véritable résurrection chez ces pauvres dégénérés.

« Jusqu'à ces dernières années, les victimes de cette variété d'idiotie « étaient abandonnées à leur triste sort, dans l'impossibilité où l'on « était de faire quoi que ce soit d'utile pour améliorer leur situation. « Aujourd'hui, on est en possession d'un traitement qui opère de « véritables miracles ; d'idiots qu'ils étaient, ces myxœdémateux de- « viennent des êtres susceptibles d'une culture plus ou moins complète. « Après être restés à l'état de nains jusqu'à un âge relativement avancé, « ils se mettent à grandir ; la bouffissure disparaît de toutes les parties « du corps ; les cheveux s'allongent, acquièrent de la souplesse ; peu à « peu se dissipent les traces de cette torpeur qui enveloppait toutes les « fonctions. » (G. Gauthier.)

Chez les enfants à la mamelle, on peut administrer la médication par *thyroïdisation maternelle*, car, d'après Bang, la substance thyroïdienne s'élimine en grande partie par le lait. Mossé et Cathala ont rapporté l'observation d'un nouveau-né atteint de goitre et d'athrepsie chez lequel on vit les deux affections s'améliorer rapidement sous l'influence du traitement thyroïdien administré à la nourrice.

Il importe de remarquer qu'à côté de l'idiotie myxœdémateuse franche, il existe, en grand nombre, des formes de myxœdème fruste, atténué, enfants à face bouffie, apathiques, courts et lourds, etc.

Dans ces cas qui souvent échappent au diagnostic, M. G. Gauthier a donné fréquemment des préparations thyroïdiennes et a toujours constaté d'heureux résultats immédiats.

Crétinisme. — Myxœdème endémique. — Le crétin, qu'il soit des Alpes, des Pyrénées, du Jura, du Sommersetshire, du Wurtemberg, du Palatinat, des Carpathes, de l'Himalaya, du Thibet, de l'Oural, du Bengale, de la Chine, des Cordillières, etc..., le crétin ressemble parfaitement au myxœdémateux. Güll appelait, d'ailleurs, le myxœdème *état crétinoïde*. Le crétinisme endémique doit, en effet, être considéré comme une variété de l'*athyroïdisme* à laquelle les conditions complexes de son développement donnent un aspect clinique spécial (V. Wagner, Kocher, Régis et Gaide), et, suivant la formule de Mossé : « La question du crétinisme se réduit à la question de l'insuffisance fonctionnelle de la glande thyroïde *avec ou sans goitre*. »

Aussi, au point de vue de l'opothérapie thyroïdienne, les crétins sont sur le même rang que les myxœdémateux. Les résultats sont aussi merveilleux pour les premiers que pour les seconds.

Dans le *crétinisme sporadique* comme dans le *crétinisme endémique*, que ce dernier s'accompagne ou non de goitre, les effets sont les mêmes. Rusthon Parker, dans la discussion qui eut lieu à ce sujet à l'Association médicale britannique, a montré une soixantaine de photographies de crétins sporadiques, avant et après le traitement. Les résultats ont été invariablement les suivants : « Rapide diminution de la bouffissure, disparition de la proéminence abdominale et de la hernie ombilicale, rétraction de la langue en dedans des arcades dentaires, amincissement des lèvres, accroissement du poids et surtout de la taille. Développement des cheveux, des ongles et des dents, redressement du squelette. Presque toujours la lordose lombaire et d'autres difformités s'atténuent ; enfin l'intelligence fait de rapides progrès. » Les observations de Régis, Arnozan, Brissaud, Marie, Raymond, Kocher, Gaide, Mossé, Cathala et d'autres auteurs témoignent dans le même sens.

L'on ne peut que s'associer aux réflexions qu'émet, à ce sujet, M. G. Gauthier : « Il y a lieu de s'étonner que la thyroïdothérapie, si incontes- « tablement efficace dans le crétinisme et le goitre endémique, ne soit « pas plus répandue en France où existent encore de nombreux foyers « de ces affections. Il ne semble pas, en effet, que les médecins qui « exercent dans ses régions d'endémie s'emploient à mettre en prati- « que ce précieux moyen qui leur permettrait d'améliorer l'état de dé- « gradation lamentable où vivent des colonies entières de crétins.

« A part quelques tentatives isolées et qui ont toutes donné, du « reste, d'excellents résultats, la littérature médicale est jusque-là très « pauvre sur ce sujet. On peut pourtant mesurer l'importance de cette « question par ce fait que le nombre des crétins endémiques est estimé « à plusieurs centaines de mille.

« Il y a là une question d'hygiène publique qui devrait bien attirer « l'attention. »

Non seulement, en effet, l'effort ne serait pas considérable, mais les communes ou les départements auraient tout intérêt à distribuer gratuitement aux crétins et goitreux indigents les préparations thyroïdiennes et à leur permettre de bénéficier des bienfaits de la médication, les frais devant être tôt ou tard, mais fatalement, compensés par la diminution progressive du nombre des hospitalisations.

Régis, il y a quelques années, avait demandé que des préparations thyroïdiennes fussent distribuées gratuitement aux crétins endémiques de nos contrées françaises, la Savoie, les Pyrénées, les Vosges, le Jura, la vallée du Rhône, l'Auvergne, comme on délivre aux indigents le vaccin jennérien et le sérum antidiphtérique. C'était ainsi transformer des non-valeurs en unités productrices.

L'idée a fait son chemin et a été appliquée en Autriche.

Depuis 1907, d'après le correspondant de la *Semaine médicale*, l'Etat fait pratiquer en Styrie, à l'instigation de M. le professeur von Wagner, le traitement thyroïdien du crétinisme endémique et, dans la séance du 7 mai dernier, de la Société des Médecins de Vienne, M. A. von Kutschera, inspecteur général sanitaire en Styrie, qui dirige ces essais thérapeutiques, a fait connaître les résultats obtenus jusqu'à ce jour. On a créé 37 stations, dans lesquelles les crétins sont examinés. Les malades restent chez eux et reçoivent gratuitement les tablettes thyroïdiennes, dont chacune contient 0 gr. 3 décigr. de glande thyroïde. En général, on institue le traitement aussitôt que possible, de sorte qu'il est relativement rare que des sujets y soient soumis au delà de quatorze ans; le malade le plus âgé a vingt-six ans. Les idiots et les sourds-muets n'ont pas été traités; dans les formes qui ressemblaient au rachitisme, on a associé au traitement thyroïdien l'huile de foie de morue phosphorée. Les enfants ont pris généralement une tablette par jour; aux petits malades au-dessous de trois ans et à ceux qui toléraient mal cette médication, on n'a donné que la moitié ou le tiers d'une tablette ci même qu'une tablette par semaine, avec un résultat aussi satisfaisant.

En 1907, on a administré 108.000 tablettes; en 1908, 158.000. Dans 25 cas le traitement ne fut pas toléré, parce qu'il provoqua des vomissements. Le nombre des sujets ainsi soumis à l'opothérapie est de 1.011, dont 403 ont interrompu le traitement ou ne l'ont pas suivi sérieusement. Restent donc 608 cas qu'on peut utiliser pour apprécier la valeur de cette thérapeutique. L'étude de la croissance donne à cet égard de bonnes indications, car son augmentation est toujours en rapport avec les autres symptômes de l'affection; elle a pu être soigneusement contrôlée chez 440 crétins : 45, soit 10,2 0/0 qui ont offert une croissance inférieure à celle d'un individu normal, n'ont été que peu améliorés par le traitement; 18 (4,1 0/0) ont présenté une croissance normale; enfin, chez 377 (85,7 0/0), la croissance était supérieure à celle de l'homme sain. L'augmentation de la taille est surtout considérable dans la première année de la vie, — jusqu'à 18 cm 1/2 par an; — à partir de l'âge de huit ans elle diminue et devient plus marquée entre quinze et vingt ans, où elle atteint 11 centimètres par an. Les succès les plus rapides furent obtenus chez les enfants de un à six ans. En même temps que l'augmentation de la croissance, il y eut une amélioration de tous les symptômes : la tuméfaction de la langue, la salivation, les eczémas, les sueurs, le gonflement de la peau, le goitre, le facies crétinique, s'amendèrent considérablement; la marche, l'intelligence, l'ouïe et la parole s'améliorèrent, les fontanelles se fermèrent, les dents apparurent, les organes génitaux se développèrent normalement, la nutrition générale devint plus active, et le tempérament plus vif.

Sur 677 sujets atteints de récidive, 290 (42 80/0) ont présenté une amélioration considérable. 329 (48,6 0/0) ont été heureusement influencés et 58 (8,6 0/0) n'ont retiré aucun bénéfice du traitement.

Le résultat de ces essais thérapeutiques est tellement encourageant qu'il paraît indiqué, conclut l'inspecteur général, de demander l'institution de ce traitement dans tous les pays alpins.

Myxœdème spontané de l'adulte. — L'action favorable de la médication commence à se faire sentir souvent dès le second jour, et d'ordinaire s'accuse dès le troisième ou quatrième jour (Prof. Mossé).

« En quelques semaines, la métamorphose est complète ; l'œdème a disparu, le malade a perdu plusieurs kilogrammes de son poids, la peau reprend ses fonctions, les sécrétions cutanées se rétablissent, les poils et les ongles repoussent, la torpeur cérébrale s'atténue ou disparaît suivant le cas. Les troubles des divers appareils s'effacent et les sujets reprennent plus ou moins leur ancienne activité physique. » (Dr Souque, art. *Myxœdème*, Traité Charcot et Bouchard, t. VI, p. 990.)

Au début, on institue le traitement jusqu'à disparition des manifestations myxœdémateuses ; puis, ce résultat obtenu, on se contente de la ration d'entretien, c'est-à-dire que l'on réduit l'ingestion de l'extrait thyroïdien au strict nécessaire, à une dose plus ou moins forte toutes les semaines.

Myxœdème post-opératoire. — Leichtenstern, Kocher, Meylan, Doyen ont fait connaître plusieurs cas de myxœdème opératoire traités avec succès par les extraits thyroïdiens.

La médication se montre puissante non seulement contre les accidents chroniques, éloignés de cette affection, mais contre les accidents aigus. Il est à remarquer toutefois que l'extrait total seul doit être employé. M. le Prof. Mossé s'exprime ainsi à ce sujet : « Contre ces accidents, l'iodothyrine seule paraît n'avoir pas l'efficacité qu'elle paraît posséder dans les troubles trophiques. La glande ou l'extrait total, plus encore que dans les autres cas, semble donc indiquée ici. »

Le myxœdème post-opératoire ou cachexie strumiprive, qui succède à la thyroïdectomie totale, est donc sûrement amélioré par la médication thyroïdienne ; mais on est généralement obligé d'avoir recours indéfiniment à la ration d'entretien.

Goitre sporadique. — Après avoir parlé des communications et statistiques d'Emminghaus, Rheinold, Bruns, Knopfelmacher, Angerer, Marie, Sené, Gaide, Cabot, Richard, Mossé, Sabrazès et Cabanes, Hanszel, Poncet, sur la cure thyroïdienne du goitre, M. le Pr Mossé s'exprime ainsi : « En résumé, on voit que l'opothérapie thyroïdienne agit favorablement sur certains goitres, qu'elle les améliore souvent et peut même amener la guérison ; le résultat est d'autant plus favorable que le sujet est jeune, le goitre charnu, le traitement institué d'une façon précoce. » Même s'il existe des phénomènes de compression évidents, l'amélioration peut être considérable, l'opération inutile. Le succès est moins certain dans les goitres anciens, volumineux; cependant les exemples de Sené, Sabrazès et Lichwitz, etc., montrent que, dans ces conditions, l'opothérapie peut encore être tentée avec succès. Dans l'un de ces cas, le goitre avait 46 centimètres de circonférence.

« Dans les goitres kystiques et vieux goitres charnus qui résistent habituellement à l'organothérapie, il est toujours permis d'avoir recours à cette médication, du moins pendant un temps. Sans diminution apparente du volume, il peut survenir une amélioration des phénomènes subjectifs qui permette le travail, la vie de tous les jours, par suite recule ou supprime l'indication d'une intervention. » (*De l'état actuel de l'opothérapie*. Rapport au Congrès de Montpellier par M. A. Mossé, professeur de clinique médicale à l'Université de Toulouse.)

Personnellement, M. G. Gauthier a traité beaucoup de goitres par l'extrait thyroïdien, et il ne lui a pas paru douteux que, dans les petits goitres charnus des personnes jeunes, on obtient le plus souvent des résultats vraiment surprenants.

D'après l'auteur, ces goitres de jeunes personnes sont modifiés rapidement, et tel goitre, contre lequel l'iode administré *intus et extra* avait été inefficace, disparaît comme par enchantement quand on emploie le liquide thyroïdien. Seulement, il est vrai, la tumeur qui avait rétrocédé recommence à reparaître 4 ou 5 semaines après la cessation du traitement; on en est quitte pour recommencer, et en général, on arrive à une disparition, ou tout au moins à une diminution définitive.

C'est en particulier dans le *goitre suffocant*, qui est souvent un petit goitre parenchymateux, et par conséquent justiciable de la médication, que celle-ci donne les résultats les plus utiles. M. G. Gauthier a vu, dans trois cas, des malades atteints de goitre suffocant, ayant du cornage, pris de crises de suffocation alarmante au moindre mouvement, et pour lesquels une intervention chirurgicale pouvait être indiquée, être rapidement et complètement soulagés par la médication. Il n'est pas douteux, suivant notre confrère, que, dans ces cas, la thyroïdothérapie est un moyen qui ne doit pas être négligé et doit être mis en œuvre plutôt qu'une intervention chirurgicale d'urgence.

Maladie de Basedow, goitre exophtalmique. — J. Voisin, Moyan, Morin, Taty et Guérin, Alexeieff, Burns, Bogroff, Clouston, Étienne, Villard, Silex, Casselberry, Bosc et Dessalle, Blottière, Deway, Mairet, Mossé, Odillon Martin, Weiller, Hock, Morin, Fergusson, Arnozan, Owen, Muller, ont obtenu par l'ingestion thyroïdienne des

améliorations et des guérisons. Ewald, Stabel, Béclère, Dreyfus-Brisac, Hennig, Spillmann, Grusset, Bézy, Saviolle, Bruns, Flechter-Ingals ont, au contraire, publié des observations ne comportant que l'amélioration d'un seul symptôme, la diminution du volume du goître, obtenue au prix de l'aggravation des phénomènes cardiaques et nerveux.

A quoi tiennent ces résultats différents ? A la diversité des préparations employées ? A la diversité des cas traités, goitres exophtalmiques vrais ou faux goitres exophtalmiques, goîtres basedowifiés ? En attendant que la clinique permette de reconnaître les cas justiciables du traitement, on peut conclure avec M. le Pr Mossé que « la médication doit être commencée avec des doses faibles, surveillée de peur d'accidents, cessée rapidement si le thyroïdisme s'accentue et, en tout état de cause, interrompue de temps en temps, suivant indications ».

Eulenburg, au Congrès de neurologie tenu à Bruxelles en 1897, a conclu à la légitimité de la médication thyroïdienne : « Tous les cas, dit-il, n'en sont pas justiciables ; mais il en est beaucoup pour lesquels elle donne des résultats tout aussi brillants que telle autre méthode, y compris les méthodes chirurgicales. » M. G. Gauthier a obtenu de la médication d'excellents résultats et a rapporté des observations très favorables. D'après lui, le thyroïdisme est assurément plus à craindre chez les basedowiens que chez les autres malades soumis à la thyroïdothérapie ; mais on peut toujours, quand la surveillance attentive du malade est facile, éviter les accidents en commençant par « des doses faibles, très prudemment administrées, progressivement augmentées, cessées rapidement si le thyroïdisme apparaît, et en tout cas interrompues, de temps à autre, suivant l'indication ». Il importe, ici surtout, d'user de préparations thyroïdiennes exemptes d'impuretés et dont on connaisse la provenance.

Arrêts de croissance. — Le nanisme et l'infantilisme ont pu être améliorés par la médication thyroïdienne. Ainsi Hertoghe a cherché si l'arrêt de croissance chez l'enfant non myxœdémateux ne se laisserait pas influencer par le traitement ; or, dans plusieurs cas où « ce retard avait pour cause l'albuminurie chronique, le rachitisme, l'hyperazoturie, l'onanisme, la débilité congénitale, l'établissement précoce de la menstruation, sous l'influence de la thyroïde sèche ou du suc thyroïdien, les enfants se sont remis à grandir et quelques-uns très vivement ».

Ces résultats ont été en partie confirmés par Bourneville et Schmidt.

D'ailleurs, Moussu, qui a administré régulièrement de la glande thyroïde à des jeunes chiens en voie de croissance, a constaté que ces animaux, comparés à des témoins de la même portée, grandissaient plus vite et prenaient l'aspect de levrettes.

D'après Hertoghe, tous les arrêts de croissance, quels qu'ils soient, dépendent d'une altération thyroïdienne. Cet auteur établit que les influences susceptibles d'enrayer la croissance portent toutes leur premier effort sur la glande thyroïde, et que celle-ci, diversement atteinte dans son fonctionnement, crée, d'après les degrés de la lésion, des obèses, des rachitiques, des chondrodystrophiques, des sujets atteints de nanisme ou d'infantilisme ou d'embonpoint précoce à l'approche de la puberté. Les arrêts de croissance de nature toxique (alcool, syphilis) reconnaîtraient le même mécanisme, et c'est en troublant la sécrétion thyroïdienne que les agents toxiques arrivent à ralentir l'élan de la croissance.

M. Ausset, professeur à la Faculté de médecine de Lille, est d'avis qu'il y a lieu de distinguer, pour ces cas d'infantilisme, ceux qui sont directement liés au myxœdème et ceux qui, en apparence, dépendent d'une autre cause, comme le rachitisme, la tuberculose, la syphilis héréditaire. Mais il pense que, même dans ces derniers cas, s'il est juste de dire qu'il existe un terrain préparé bien favorable, les troubles de la croissance et les arrêts de développement sont dus à une adultération de la fonction thyroïdienne.

Retard de la puberté. — Les retards de la puberté, qui aussi accompagnent souvent les retards de croissance, sont éminemment justiciables du traitement thyroïdien. Sous son influence, infantiles maigres, élancés, obèses eunuchoïdes, efféminés, gynécomastes à sexe indifférent, naissent à la virilité.

Le *développement et la croissance des organes sexuels* est sous la dépendance directe de la fonction thyroïdienne, et, dans les cas d'arrêt dans ce développement, il est indiqué d'employer le corps thyroïde.

Appert a vu plusieurs cas de *cryptorchidie* disparaître à la suite du traitement.

La médication a donné aussi à Poncet et Rivière des résultats positifs dans quelques cas d'*impuissance génésique*.

Il ressort, d'ailleurs, des recherches que M. Lanz (d'Amsterdam) a exposées au Congrès de la Société allemande de chirurgie, en avril 1904, que la thyroïdectomie totale a une influence manifeste sur les fonctions de reproduction.

L'orateur dit, en outre, avoir pu observer 2 sujets, l'un du sexe masculin, l'autre du sexe féminin, ayant tous deux subi l'ablation du corps thyroïde avant 1883. Chez les deux, les caractères sexuels étaient pour ainsi dire indifférents, en ce sens que le sujet masculin n'avait jamais présenté aucune manifestation de l'instinct sexuel et que chez le sujet féminin les règles avaient toujours fait défaut. L'administration de préparations thyroïdiennes chez le jeune homme eut comme résultat l'apparition de l'instinct sexuel, qui disparut de nouveau dès que la médication fut supprimée ; la continuation de cette médication lui permit de se marier, mais il n'eut pas d'enfants. Chez la jeune fille, la thyroïdothérapie fit apparaître les règles.

Retard dans la consolidation des fractures. — L'influence de la glande thyroïde sur l'ossification étant expérimentalement démontrée par les expériences de Hoffmeister, on fit des essais d'opothérapie dans le traitement des fractures non consolidées.

M. G. (de Charolles) fut le premier à mettre en pratique ce moyen qui, depuis, a été souvent employé.

Dans une première observation, il s'agit d'une fracture qui ne s'est pas consolidée le 110e jour, malgré une réduction et une immobilité parfaites. On essaie la médication thyroïdienne, et au bout de quinze jours, la consolidation est obtenue.

Dans la seconde, au bout de trois mois, il n'y a pas de consolidation. En moins d'un mois de traitement, la crépitation disparait, ainsi que l'enflure et la douleur. Le bras est presque aussi fort que l'autre.

M. G. Gauthier a publié depuis sept nouvelles observations dans lesquelles aucune des causes généralement indiquées comme susceptibles d'occasionner un retard n'existait ; il s'était écoulé un temps relativement long (150, 130, 125, 120, 95, 90 jours) sans qu'il y eût la moindre trace de consolidation, lorsque le traitement fut commencé. La durée de ce traitement a toujours été relativement courte, de 10 à 15 jours ; une seule fois, elle fut de 40 jours, probablement parce que le médicament n'était pas pris régulièrement.

Les essais qui ont été faits après ceux de M. G. Gauthier n'ont pas donné des résultats moins remarquables.

Dans 37 observations qu'a réunies l'auteur et qui ont été publiées par Reclus, Quénu, Folet, Feria, Tronchet, Dejace, Guinard, Poirier, Rochard, Stabel, Kappeler, Ser, Chapellier et Poncet, 32 fois la médication thyroïdienne a donné des résultats positifs, les uns paraissant bien dus exclusivement au traitement, les autres pouvant être attribués aussi à d'autres moyens curateurs employés en même temps Dans les cinq où elle a donné des résultats négatifs, il s'agissait quatre fois de fractures compliquées où la suture des fragments avait dû être pratiquée, ou d'anciennes pseudarthroses.

Il est bien entendu, fait remarquer M. Gauthier, que la substance thyroïde ne pouvant agir qu'en activant la formation du tissu osseux dans les états divers, chlorose, grossesse, intoxication, alcoolisme, syphilis, infections, diabète, phosphaturie, dans lesquels la glande offre une insuffisance ou une altération de sécrétion, il est bien entendu qu'il serait absurde de la prescrire dans le cas où une cause locale empêche la consolidation.

Acromégalie et gigantisme. — Se basant sur ce fait que la glande pituitaire dont les lésions sont incriminées dans la production de l'acromégalie doit être considérée comme une glande aberrante, annexe du corps thyroïde, on a essayé dans l'acromégalie ou le gigantisme la médication thyroïdienne.

Voici, résumés par M. G. Gauthier (*loco citato*), quelques résultats des tentatives de traitement :

Ludwidg Bruns, chez une femme de 24 ans, acromégalique depuis 3 ans, a obtenu des résultats assez encourageants.

Baylac et Fabre (de Toulouse) ont obtenu un amaigrissement qui a diminué le volume des pieds et des mains, mais la cyphose et le prognathisme ont paru augmenter.

Mossé, dans un cas d'acromégalie avec altération du corps thyroïde, a eu une amélioration.

Rolleston signale dans deux cas une amélioration par l'association d'extraits de thyroïde et d'hypophyse.

A. Schiff cite un cas où le traitement hypophysaire ayant échoué, la thyroïdine amena une notable amélioration.

Favorsky a eu une amélioration avec l'hypophysine.

E. de Cyon, chez trois frères acromégaliques, a obtenu d'excellents résultats avec l'hypophysine.

Parson a noté une diminution notable de la céphalalgie,« qui pourrait bien être due à la suggestion plutôt qu'à l'extrait thyroïdien ».

Mendel a obtenu une amélioration à peine sensible par l'association des deux extraits.

Marinesco, chez trois acromégaliques, a pratiqué le traitement hypophysaire et a constaté une diminution notable de la céphalée.

Comini a obtenu, par l'extrait thyroïdien seul, un assez bon résultat dans un cas où la thyroïde était atrophiée.

Magnus Lévy a eu un résultat à peu près nul avec des tablettes de corps pituitaire.

Breward, Jackson et Sattock ont eu quelques bons effets par l'extrait thyroïdien.

Frankel n'a constaté que la diminution des doigts dans un cas traité par la thyroïde.

Gubler cite un cas d'acromégalie aiguë légèrement amendée par les préparations de thyroïde.

Foss n'a obtenu aucun résultat.

Obésité. — La rapide diminution de poids que l'on observe chez les myxœdémateux à la suite de l'ingestion thyroïdienne a suggéré l'idée de recourir à cette médication dans le traitement de l'obésité. Les premiers essais ont été faits d'abord en Amérique, par Barron, Putnam, Gutnam; en Angleterre, par Dawies, Mackensie; en France, par

Bouchard, Charrin, Rendu, Chauffard, Buquin, Fournier, Arnozan, Debove, Leven, Briquet, Carrière ; en Allemagne, par Leichtenstern, Wendelstadt ; en Autriche, par M. Schlesinger, etc. L'opothérapie réussit dans la grande majorité des cas ; on enregistre alors des pertes de poids considérables, pouvant aller jusqu'à 32 kilogr. dans l'espace de quelques mois et sans amener d'accidents. Les sujets fondent littéralement. D'autres fois, la médication se montre réfractaire. Il y a obésité et obésité.

Dans la *période curative*, on doit administrer cinq à dix tablettes par jour. Comme *ration d'entretien*, se contenter de donner cinq tablettes trois fois par semaine, ou même suspendre le traitement ; y recourir de nouveau si l'augmentation de poids apparait.

Le traitement n'agit bien que chez les sujets dont l'obésité est en relation avec une insuffisance thyroïdienne et représente une variété du myxœdème fruste, chez les jeunes obèses de courte taille par exemple.

D'après M. Gauthier, il serait bon de commencer la cure par le régime, l'exercice ; après une réduction relative du poids, thyroïdiser lentement le malade, une semaine sur deux, en alternant avec les sels de Carlsbad.

En résumé, l'opothérapie thyroïdienne est fort employée dans la cure de l'*obésité*. Le public le sait même trop bien, car certains malades se soumettent, sans le conseil ni la surveillance d'aucun médecin, à cette médication ; or celle-ci, mal appliquée, n'est pas exempte d'inconvénients, parfois sérieux, et n'est pas toujours inpunément utilisée à tort et à travers. Le médecin doit être consulté ; c'est lui qui établira et, suivant les cas, fera varier les doses, de façon à obtenir, par l'emploi combiné de l'opothérapie thyroïdienne et d'un régime diététique convenable, une diminution de l'embonpoint sagement progressive, lente et pas trop rapide.

Fibromes. — Jouin, traitant par le suc thyroïdien une malade atteinte de fibrome utérin, fut surpris de l'amélioration survenue dans le corps fibreux. Il réunit 25 cas de fibromes, de polypes de l'utérus ayant manifestement rétrocédé sous l'influence de la médication. D'autres médecins ont vu des fibromes, des myomes, rétrocéder, tout comme on avait vu des goitres s'atténuer et disparaitre.

Artério-sclérose. — L'artério-sclérose étant, en général, causée par des états liés à un ralentissement de la nutrition, goutte, diabète, rhumatisme, etc., on conçoit que Lancereaux ait obtenu dans cette affection des effets remarquables, effets qu'il résume ainsi : « Ce sont surtout les résultats obtenus dans l'*artério-sclérose* qui donnent à la médication thyroïdienne une grande importance.

« L'artério-sclérose est, en effet, une affection des plus répandues.

Les conséquences très nombreuses, et toujours désastreuses, en sont, pour ne citer que les principales, la plupart des hémorragies et des ramollissements de l'encéphale, l'hypertrophie du cœur, le rétrécissement des artères coronaires et la dystrophie consécutive du myocarde, l'insuffisance aortique et l'ectasie de ce même vaisseau, les nécroses des extrémités, enfin, et par-dessus tout, la néphrite artérielle, le fameux mal de Bright, avec toutes ses suites funestes. Eh bien ! la thérapeutique actuelle ne possède aucun remède certain contre l'origine de maux aussi nombreux et aussi terribles. Aucun médicament, parmi ceux qui ont été essayés, n'a donné jusqu'à présent de résultats véritablement satisfaisants. Seul, l'iodure de potassium n'est pas sans avoir une certaine action sur ces désordres, surtout lorsqu'il est administré assez tôt ; *mais jamais nous n'avons obtenu avec ce médicament des résultats aussi manifestes qu'avec l'extrait thyroïdien.* En conséquence, nous sommes à nous demander si l'iodure de potassium introduit dans l'organisme ne servirait pas à fournir au corps thyroïde les éléments nécessaires à la fabrication de son principe actif. »

Afin d'éviter la tachycardie, nous conseillons ici la voie stomacale et les faibles doses, deux à quatre tablettes thyroïdiennes par jour, ration interrompue une ou deux fois par semaine.

Chlorose. — Dans la chlorose, d'après Hayem et Moriez, le corps thyroïde est assez rarement normal et plus ou moins hypertrophié, de là l'excitabilité cardiaque, les troubles vasculaires, l'émotivité, etc. C'est une *chlorose thyroïdienne.* Dans ces cas, si l'on administre l'extrait thyroïdien, on voit les phénomènes de chlorose s'amender, ainsi que ceux du basedowisme, et disparaître complètement après un traitement de quatre à cinq semaines (Capitan).

Ewald aussi se montre enthousiaste du traitement thyroïdien chez les chlorotiques.

Asthme. — Voilà une manifestation de l'arthritisme contre laquelle l'iodure de potassium a été considéré jusqu'à présent comme le seul médicament ayant réellement quelque efficacité. M. G. Gauthier s'est dit, en conséquence, que la médication thyroïdienne avait peut-être quelque chance d'y donner des résultats. Il l'a donc employée chez quatre asthmatiques.

Chez une femme âgée de 30 ans, asthmatique depuis son jeune âge, nullement névropathe, bien qu'ayant une hérédité nerveuse extraordinairement chargée, présentant des accès d'asthme à peu près mensuels, de courte durée, mais remarquables par leur intensité, M. Gauthier obtint un résultat véritablement remarquable. L'iodure de potassium, dont il est fait un usage très ancien, ne produisant que des effets peu sensibles, fut remplacé, pendant deux mois consécutifs, par la thyroïde. Les accès cessèrent comme par enchantement et ne se sont plus reproduits.

Dans les trois autres cas, les effets de la médication n'ont pas été aussi remarquables, mais ont pourtant été supérieurs à ceux produits par l'iodure de potassium.

Le Dr Ley rapporte l'observation d'une femme sujette à des accès d'asthme presque quotidiens, et qui voyait ces accès disparaître pendant chacune de ses grossesses. L'auteur, amené à penser que ces accès d'asthme pouvaient tenir à une insuffisance thyroïdienne, étant donné que, pendant la grossesse, il y a hypertrophie de la thyroïde et que la cessation des crises, durant cet état, pouvait tenir à une disparition de cette insuffisance, administra à sa malade des tablettes de thyroïde. L'effet fut surprenant : les accès cessèrent immédiatement et ils ne reparurent plus, à la condition toutefois que la cure fût reprise de temps en temps.

Dermatoses. — Quelques cliniciens, en raison des effets exercés sur la peau par l'extrait thyroïdien dans le myxœdème, ont eu recours à la thyroïdothérapie dans des affections cutanées.

Dans la *sclérodermie*, qui serait à l'acromégalie ce que paraît être le myxœdème à la maladie de Basedow, le traitement thyroïdien, chez les individus atteints ou non de goitre, a donné souvent des résultats appréciables (Osler, Friedheim, Sachs, Archangeli, Morelli, etc.).

Dans le *psoriasis*, Byrom-Bramwel a enregistré 13 succès sur 18.

Ces résultats n'ont pas été confirmés par Gaucher, du Castel. Thibierge réserve la médication aux malades qui, réfractaires à tout traitement, veulent essayer d'un médicament nouveau.

M. G. Gauthier, chez une personne qui lui touche de près, a cependant observé la disparition presque complète d'un psoriasis étendu très ancien et rebelle à tous les traitements.

M. H. Vincent (*Société médicale des hôpitaux*, 20 novembre 1908). — M. H. Vincent a vu, chez deux malades, apparaître simultanément une *ichthyose* étendue et une tuméfaction du corps thyroïde. Il admet que la kératodermie, la faiblesse intellectuelle, l'acrocyanose, le myxœdème, etc., dépendent d'une dystrophie thyroïdienne et sont amendés par l'opothérapie thyroïdienne.

M. Barth a de même guéri par l'opothérapie une femme qui présentait des signes d'insuffisance thyroïdienne (déformations articulaires, adipose douloureuse, cyanose des extrémités, ichthyose, mélancolie).

Au cours du semestre d'hiver 1908, M. Weil, dans une de ses cliniques, démontrait le premier en France, en s'appuyant sur une observation personnelle, l'origine disthyroïdienne de certains cas d'ichthyose. Son élève, M. Riou, soutint son opinion dans sa thèse inaugurale (Lyon, juillet 1908). M. le professeur Vincent vint après lui insister à juste titre sur cette notion pathogénique nouvelle. MM. Weil et Mouriquand ont pensé qu'il est actuellement possible de juger la question à la lumière de faits acquis.

Ils donnent tout d'abord à titre de documents nouveaux deux observations personnelles, dans lesquelles l'origine disthyroïdienne apparaît comme indubitable.

Ils montrent ensuite que de nombreux cas publiés viennent à l'appui de cette pathogénie. Ils en font la critique en les classant par catégories.

Ils énumèrent notamment les cas où l'ichthyose, sans coïncider nettement avec d'autres manifestations d'origine disthyroïdienne, a été guérie par le traitement thyroïdien.

Les observations appartenant à cette catégorie sont nombreuses. Nous signalerons les plus caractéristiques.

L'observation de Nobbs contient l'histoire d'un homme de quarante-six ans dont l'ichthyose céda au bout d'un mois de traitement. Elle récidiva quand on cessa la thyroïdine, pour disparaître à un nouvel emploi. Dans une observation de Walton Don, le même succès du traitement thyroïdien est noté, avec une même récidive au moment de sa suspension. La même remarque est à faire pour une deuxième observation du même auteur.

Le succès du traitement thyroïdien s'est également affirmé dans le cas de Busch, chez une malade de vingt-cinq ans dont l'ichthyose remontait à l'âge de deux ans. Même résultat dans le cas de Paxton, où une femme adulte, atteinte d'ichthyose congénitale, vit au bout de trois semaines « des poignées d'écailles » tomber de son lit. Le malade de Max Joseph prit 270 tablettes de thyroïdine et guérit de son ichthyose généralisée.

Nous citerons encore les observations de Gussmann, Philipps, Jackson, Morsh, Schourp et Abraham, etc., qui rentrent dans la classe des cas dont l'origine thyroïdienne est démontrée par l'efficacité du traitement.

MM. Parhon et Uréchie ont cherché à démontrer que dans la pathogénie d'un certain nombre de cas d'*eczéma* il y a lieu de tenir compte d'un terrain d'insuffisance thyroïdienne. Les faits suivants viennent à l'appui de cette manière de voir. Parhon et Papinian, Lévi et Rothschild, Marbé, ont publié des cas d'eczéma dans lesquels le traitement thyroïdien a été employé avec bons résultats. Ils apportent eux-mêmes un nouveau cas. D'après eux, l'opothérapie thyroïdienne agit ici en rétablissant l'état normal du métabolisme calcique.

Anorexie. — Dans la séance de la Société de biologie du 2 juin 1906, MM. Léopold Lévi et H. de Rothschild ont fait observer que sur une centaine de malade soumis à la médication thyroïdienne, on note, dans vingt et une observations, l'augmentation de la faim et de la sensation de la faim.

La faim augmente, en général, dès le début de la médication. Elle est souvent proportionnelle à l'ingestion de la substance active. Elle diminue ou persiste pendant les intervalles de l'opothérapie. Après la suppression prolongée du traitement, l'amélioration reste durable ou l'état habituel de la faim a tendance à se reproduire.

En même temps que la faim s'accroît, on voit l'appétit naître ou renaître, et ses caprices se régler.

En rapprochant l'influence sur la faim de l'ingestion du corps thyroïde de l'état de la faim observé au cours du goitre exophtalmique, du myxœdème, de l'hyperthyroïdie bénigne, des diverses phases thyroïdiennes de la grossesse, on peut conclure que le corps thyroïde est physiologiquement régulateur de la faim, et qu'il existe une *anorexie hypothyroïdienne* nécessitant un traitement nettement approprié.

En détaillant le mécanisme de la faim, le corps thyroïde devient régulateur des diastases de nutrition, comme il l'est des diastases de défense. Il est aussi régulateur de centres bulbaires (centre de la faim, migraine thyroïdienne, centre bulbaire du cœur).

Constipation. — MM. Léopold Lévi et de Rothschild rapportent 61 cas de constipation essentielle contre laquelle ils ont dirigé avec succès la médication thyroïdienne. Le plus jeune sujet a trois ans et demi ; le plus âgé, soixante-treize. La constipation, symptôme essentiel dans 7 cas, accessoire dans les autres observations, remontant souvent à l'enfance, a disparu parfois dès les premières doses et a cédé pendant le traitement, pour revenir parfois ultérieurement. La guérison se maintient dans certains cas, depuis dix-huit mois, un an. Les sujets traités présentent une forme d'hypothyroïdie (migraine, rhumatisme chronique, hypothyroïdie bénigne, arriération, etc.). Le traitement améliore, en même temps que la constipation, d'autres défectuosités du tempérament.

Hypothyroïdisme chronique. — Le myxœdème typique est une maladie dont le diagnostic s'impose, mais il faut savoir aussi dépister, pour les soumettre à l'opothérapie thyroïdienne, les phénomènes moins frappants d'insuffisance fonctionnelle du corps thyroïde, qu'on a appelés les « petits signes » de l'*hypothyroïdisme chronique*, et que Hertoghe, récemment encore Léopold Lévi et H. de Rothschild, ont montré être éminemment justiciables de la méthode opothérapique. Ils sont nombreux et divers ; beaucoup d'entre eux sont des ébauches plus ou moins frustes des symptômes classiques du myxœdème ; ils sont tantôt dissociés, tantôt groupés chez le même sujet. Dans ce dernier cas, leur origine hypothyroïdienne est plus facile à découvrir. Citons : la *paresse physique et intellectuelle*, certaines *migraines*, l'*inappétence* habituelle, les *métrorragies*, la *calvitie* et le *grisonnement* prématurés, etc.

Rhumatisme chronique. — MM. Vincent, Lancereaux, Claisse, Sergent, Lévi et H. de Rothschild ont signalé les rapports qui unissent l'insuffisance thyroïdienne de certaines formes du rhumatisme chronique et les bons effets de l'opothérapie thyroïdienne dans ces cas spéciaux.

Incontinence nocturne d'urine. — Hertoghe a, le premier, attiré l'attention sur ce point que l'incontinence d'urine chez les enfants et les adolescents est une forme clinique de l'insuffisance thyroïdienne. Il recommandait, toutefois, dans les cas de ce genre, d'associer à l'opothérapie thyroïdienne le bromure et l'iodure de potassum à la dose quotidienne de 0 gr. 25 à 0 gr. 50 centigr.

M. le docteur L. Williams, médecin de l'hôpital français de Londres, a récemment eu l'occasion d'observer un petit garçon de neuf ans, chez lequel l'ablation des végétations adénoïdes et des amygdales, loin d'atténuer l'incontinence des urines, ne fit, au contraire, que l'aggraver, la rendant persistante et, en quelque sorte, régulière, alors que, auparavant, elle ne se produisait qu'à des intervalles de plusieurs semaines. En présence de cet état de choses, notre confrère se demanda si l'extirpation des végétations adénoïdes n'avait pas privé le petit patient de quelque sécrétion interne qui, avant l'intervention, l'avait protégé contre les accidents en question. Partant de cette considération que les végétations adénoïdes sont constituées par des tissus lymphoïdes et tenant compte, d'autre part, des rapports étroits qui existent entre les ganglions lymphatiques et la glande thyroïde, M. Williams décida de recourir à l'extrait thyroïdien, en l'administrant à la dose de 0 gr. 30 centigr., répétée 2 fois par jour. Sous l'influence de cette médication, l'incontinence ne tarda pas à cesser de façon définitive, en même temps que le poids du corps augmentait rapidement.

Fort de ce succès, il essaya le même mode de traitement dans 25 autres cas d'incontinence nocturne chez des enfants. Sauf dans un cas, la thyroïdothérapie amena rapidement la guérison ou, tout au moins, une amélioration notable, et cela sans jamais donner lieu à des phénomènes fâcheux.

Sénilité. — La sénilité est la résultante de causes multiples, l'hérédité, les intoxications, les auto-infections, les fautes d'hygiène alimentaire ou générale, etc... M. Léopold Lévi s'est proposé de montrer la part qui revient à la glande thyroïde dans sa pathogénie. Voici comment l'auteur établit cette démonstration :

A. — En ce qui concerne l'analyse clinique, l'*insuffisance* thyroïdienne et l'*hyperthyroïdie* se fournissent un contrôle mutuel.

1° Or, pour ce qui est de la sénilité, on peut dire qu'un certain nombre de signes qui la constituent se retrouvent dans le *myxœdème* complet ou fruste.

Entrons un peu dans les détails. On trouve dans la sénilité comme dans le myxœdème :

L'état sec, ridé et squameux de la peau ;

L'abaissement de la température, avec les troubles thermiques subjectifs et les réactions vaso-motrices qui en dépendent ;

La chute des cheveux, la raréfaction des sourcils ;

L'anorexie et la constipation ;

L'absence des règles chez la femme, l'agénésie chez l'homme ;

La somnolence diurne ;

La chute des dents par un processus de gingivite expulsive ;

Le rhumatisme vague ;

L'alanguissement de l'ensemble des fonctions nutritives ;

L'affaiblissement des réactions organiques et nerveuses ;

La tendance aux diverses scléroses, et en particulier à la sclérose vasculaire.

Tous ces troubles existent dans la sénilité comme dans le myxœdème, si bien qu'on a pu dire que les *myxœdémateux étaient des vieillards précoces.*

Le myxœdème, dit Hertoghe, se caractérise par une sénescence prématurée de tout l'organisme.

Ajoutons que le corps thyroïde est atrophié dans la vieillesse, et que sa teneur en iode est très diminuée.

2° Par contre, dans l'*hyperthyroïdie*, qui est portée au maximum dans la maladie de Basedow, on trouve des phénomènes pour ainsi dire inverses. Il y a, en effet, une véritable antithèse entre les troubles d'hypo et d'hyperthyroïdie.

Contrairement aux séniles et aux myxœdémateux qui sont, dans leurs réactions, des résignés, les basedowiens restent de *grands enfants à la fois exubérants et revoltés.*

« B. — Le *traitement thyroïdien* va, en dernier ressort, justifier cette conception du rapport de la sénilité avec l'amoindrissement de la fonction thyroïdienne.

A priori, il n'y a pas lieu d'en être étonné, puisque, dans son ensemble, le traitement thyroïdien transforme l'hypothyroïdien en hyperthyroïdien, à preuve que les incidents possibles de la thyroïdothérapie sont, en général, des troubles d'hyperthyroïdie.

Si nous reprenons symptôme par symptôme, nous pouvons dire que le traitement thyroïdien modifie l'état de la peau, comme il le fait au maximum dans la sclérodermie, l'ichthyose et le psoriasis. Il élève la température du corps et combat les troubles thermiques et vaso-moteurs.

Il contribue à la repousse des cheveux, et suivant la remarque faite par Lorand sur lui-même et que j'ai vérifiée avec H. de Rothschild dans bien des cas, même chez des sujets à cheveux déjà gris, les nouveaux cheveux repoussent noirs. Le tiers externe du sourcil raréfié se regarnit également.

Le traitement excite l'appétit, règle l'intestin. Il est capable d'éveiller l'appétit sexuel. Il influence le rhumatisme vague, faisant disparaître douleurs et craquements. Il agit contre la somnolence, raffermit les dents branlantes, active la nutrition, produit un mieux-être que nous avons opposé au pis-être de la neurasthénie, mieux-être qui est parfois la conséquence de la grossesse, en vertu d'un processus d'autothérapie thyroïdienne que nous avons démontré.

Enfin il est capable d'agir sur certaines scléroses : sclérodermie, rétraction de l'aponévrose palmaire, artério-sclérose, comme MM. Lancereaux et Paulesco l'ont signalé et comme nous-même l'avons observé dans divers cas.

Tous ces résultats, dont l'accumulation même peut surprendre, ont été pour le plus grand nombre étudiés dans des mémoires successifs ou bien seront publiés ultérieurement.

« Leur appréciation dans l'ensemble est si nette, dit M. Léopold Lévi, que nous trouvons fréquemment inscrit dans nos notes : « Le malade se déclare rajeuni. » Dans un cas d'Hertoghe, une hypothyroïdienne de 39 ans, dont il publie les portraits, a l'air, après le traitement, d'être, suivant le mot de l'auteur, *sa propre fille*. Après le traitement, elle ne tarde pas à devenir enceinte. » Des faits d'observation comme des effets thérapeutiques résulte donc cette conclusion que le corps thyroïde joue un rôle dans la sénilité et que le traitement thyroïdien peut la combattre efficacement.

Eclampsie puerpérale. — M. le Dr H. Oliphant Nicholson, assistant du service de consultations à la *Royal Infirmary* d'Edimbourg, a obtenu d'excellents résultats dans plusieurs cas d'éclampsie puerpérale.

Notre confrère administre habituellement l'extrait thyroïdien à la dose de 0 gr. 30 centigr., répétée, au besoin, toutes les trois ou quatre heures. Les symptômes morbides ne tarderaient pas à disparaître dans l'espace de quelques jours. D'après M. Nicholson, l'opothérapie thyroïdienne serait également susceptible de rendre de bons services, comme moyen prophylactique, chez les femmes ayant présenté des crises éclamptiques à l'occasion de leurs grossesses antérieures.

Paralysie agitante. — M. J.-C. Castellvi, se basant sur ce que les symptômes de la paralysie agitante rappellent ceux des intoxications et que dans les autopsies on trouve des lésions graves de la thyroïde, a appliqué le traitement thyroïdien à la maladie de Parkinson et a obtenu des améliorations manifestes. Il considère la paralysie agitante comme une auto-intoxication d'origine thyroïdienne.

Dysménorrhée douloureuse. — Appelé à donner ses soins à une femme atteinte de dysménorrhée douloureuse, un confrère américain, M. le docteur J. Coplin Stinson (de San-Francisco), prescrivit, pour combattre l'obésité concomitante, de l'extrait thyroïdien. La patiente suivit le traitement quelques semaines et le continua pendant la période menstruelle, qui, cette fois, évolua sans occasionner la moindre sensation douloureuse, tandis que tous les moyens qu'on avait employés antérieurement n'avaient procuré à la malade qu'un soulagement insignifiant et peu durable.

Fort de cet exemple, M. Stinson a souvent eu recours à la thyroïdothérapie contre les troubles menstruels accompagnés de douleurs, et il en a obtenu la guérison dans plus de 80 0/0 des cas.

Infections. — Le rôle joué par le corps thyroïde dans la constitution de l'immunité est une question à l'ordre du jour.

MM. Roger et Garnier ont montré l'importance des lésions de cette glande endocrine dans les infections graves à issue mortelle.

Mlle Fassin a établi expérimentalement que le sérum des animaux présente une richesse plus grande en alexine à la suite de l'introduction de préparations thyroïdiennes dans leur organisme.

M. Marbé (*Comptes rendus de la Société de Biologie*, séance du 13 juin 1908), en étudiant la teneur en opsonines du sérum des lapins soumis à une opothérapie thyroïdienne expérimentale, est arrivé à des conclusions comparables à celles de Mlle Fassin, et M. Malvoz constate que « les travaux de M. Marbé et de Mlle Fassin se superposent en quelque sorte : ils ouvrent une voie nouvelle, qui ne peut marquer de devenir féconde, à l'étude de l'influence du corps thyroïde dans la défense générale de l'organisme ».

PHARMACOLOGIE. — En attendant que l'accord se fasse sur l'action et la valeur respectives des différentes substances retirées de la glande thyroïde, *Iodothyrine* de Baumann, *Thyroglobuline* d'Oswald, *Thyroglandine* de Maclenann, *Aïodine* de Lanz, *Thyro-antitoxine* de Fränkel, *Thyroprotéide* de Notkine, *Thyréonucléo-albumine* de Morkotum, *Thyroprotéine* de Budnow, etc., les médecins, en opothérapie thyroïdienne, s'en tiennent ou sont revenus insensiblement à l'extrait total.

Il est, en effet, reconnu que *rien ne vaut le suc thyroïdien* et que la combinaison naturelle possède des propriétés physiologiques et thérapeutiques plus puissantes que les composés chimiques qui en dérivent.

L'Iodothyrine de Baumann elle-même est contestée en tant que principe actif. Elle est incapable de neutraliser ou de détruire les substances toxiques qui s'élaborent dans les tissus des animaux éthyroïdés. Elle est impuissante à prévenir les accidents aigus.

Comme l'a démontré Wormser, elle ne saurait remplacer l'ensemble, la substance totale de la glande, le suc thyroïdien, ce qui laisse supposer que d'autres corps utiles, encore indéterminés, entrent en jeu. Magnus-Lévy et Notkine aboutissent aux mêmes conclusions.

A la suite de recherches faites sur des malades et des sujets bien portants, A. Schiff conclut qu'il n'existe pas d'équivalence fonctionnelle entre l'iodothyrine et les glandes thyroïdes en nature, soit que l'iodothyrine ne représente pas les principes actifs de ces glandes, soit que les préparations perdent avec le temps leurs propriétés. En tous cas, d'après les résultats obtenus chez le même individu avec diverses préparations thyroïdiennes, il lui semble que l'iodothyrine ne peut remplacer la glande en nature ou les tablettes.

Stabel, à la suite d'expériences faites sur les animaux dans le laboratoire de Munk, est arrivé, de son côté, à dénier presque toute action à l'iodothyrine.

Cette conclusion est trop absolue ; l'opinion actuelle est que si, dans certaines affections, l'iodothyrine possède une action voisine de l'extrait total, elle est impuissante à remplacer l'ensemble des produits de la glande. Il y avait, d'ailleurs, au sujet de ces recherches, bien des points à élucider et des critiques à faire. Ainsi l'on se souvient que, d'après Baumann et les auteurs qui ont suivi, l'iodothyrine agit par l'iode qu'elle renferme. Or le corps thyroïde du bœuf ne contient pas l'iode — en opérant même sur de grandes quantités de glandes on n'en trouve pas la moindre trace (Topfer) — et cependant, le suc thyroïdien de bœuf possède une action en tous points semblable à celle des autres sucs thyroïdiens (Georgewitch) !

D'un autre côté, le professeur Armand Gautier ayant, comme on sait, démontré la présence de l'arsenic dans la glande thyroïde en quantité incomparablement plus considérable que dans aucun autre organe, ne peut-on se demander si, à côté de la protéide iodée, la protéide arsenicale ne joue pas un rôle appréciable et si l'infériorité de l'iodothyrine, *qui ne contient pas d'arsenic*, sur l'extrait total qui en contient tout comme la glande fraîche, n'est pas due, au moins en partie, à l'absence reconnue de cette substance dans sa composition ?

Cette hypothèse est d'autant plus admissible qu'antérieurement à la communication de Gauthier, MM. Mabille et Ewald ont indiqué comme correctif des accidents de la médication thyroïdienne, du *thyroïdisme*, l'emploi simultané de l'arsenic.

Les tentatives d'isolement des principes actifs thyroïdiens ont eu jusqu'ici, en somme, comme principal résultat de permettre à des marques allemandes de s'imposer pour un temps.

— La thyroïdothérapie emploie tantôt la voie hypodermique, tantôt l'ingestion.

Voie hypodermique. — L'injection sous-cutanée possède certains avantages (efficacité plus grande, rapidité d'action, etc.). L'extrait dont on se sert pour les injections hypodermiques est un extrait glycériné. Il est préparé à raison de une partie du tissu de la glande thyroïde pour deux parties de la solution physiologique glycérinée.

L'extrait qui sort de notre laboratoire est renfermé dans des ampoules d'une contenance de 3 centimètres cubes. Chez l'adulte, l'on emploie une ampoule entière par injection. Ces injections se font le plus souvent trois ou quatre fois par semaine dans le tissu cellulaire sous-cutané. On choisit les régions les moins sensibles.

Voie stomacale. — On crut pendant longtemps, Brown-Séquard le premier, que l'ingestion devait altérer les principes de la glande, et ce fut un véritable progrès que celui réalisé par Murray, Howitz, puis par Fox et Mackensie, lorsque ces auteurs eurent démontré que l'ingestion du corps thyroïde était suivie des mêmes effets que son injection sous-cutanée. La méthode était ainsi rendue facile à appliquer.

L'organe total peut être utilisé frais ou conservé. *Frais*, il est de moins en moins employé, car il faut éviter au malade des difficultés d'approvisionnement, de préparation et d'ingestion. Seules, les préparations pharmaceutiques à base de l'organe total réduit en poudre à base température sont actuellement employées. Cette technique a sur toutes les autres l'avantage d'utiliser toutes les propriétés de la glande C'est le procédé qui sert à la préparation des Tablettes de thyroïde Chaix, qui correspondent à 0,30 centigrammes de l'organe frais. On prescrit généralement 3 à 6 tablettes par jour. Suivant l'effet, cette dose est conservée ou supprimée pendant un jour ou deux s'il survient des phénomènes d'intolérance (pouls instable, tachycardie, palpitations, céphalalgies, malaise gastrique, insomnie, brisement des forces).

On peut porter la dose à 8 et 10 tablettes si les effets favorables de la médication se font attendre.

Il est bon chez les enfants de s'en tenir à la dose de 3 tablettes, 5 au plus. Et chez eux comme chez les adultes, l'on se trouve bien d'interrompre le traitement un jour par semaine, et même deux jours s'il est nécessaire.

On a, d'ailleurs, singulièrement exagéré les méfaits de la médication thyroïdienne, et l'on a mis le plus souvent à son actif des *accidents de botulisme* résultant de l'altération de produits organiques mal préparés. Si l'on prend soin d'élever la dose lentement, progressivement, en la faisant varier en plus ou en moins jusqu'à ce qu'on soit arrivé pour chaque malade à fixer ainsi, par tâtonnements, la *dose utile*, on n'observe pas d'accidents, et le traitement peut être continué, comme il arrive dans le myxœdème, pendant des années, indéfiniment.

OPOTHÉRAPIE OVARIENNE

A côté de l'ovulation, fonction essentielle, un autre rôle est dévolu à l'ovaire : c'est l'élaboration d'un produit spécial utile au bon fonctionnement de l'organisme féminin, produit qui constitue la *sécrétion interne* de cette glande.

C'est Brown-Séquard qui, le premier, à la Société de biologie (juin 1899), émit l'idée que le suc ovarien avait sur l'organisme féminin une influence considérable et que l'ovaire pouvait être compté au nombre des glandes à *sécrétion interne vivifiante*.

Armand Gautier identifie cette sécrétion à celle du testicule : « Sous l'action des sucs de l'ovaire et du testicule, l'on voit, dit-il, une série de phénomènes d'excitation générale. La nutrition et les échanges paraissent s'accélérer, les produits fixes du déchet diminuent, les forces s'accroissent, la circulation se régularise. »

D'après M. le Pr Prenant, la sécrétion ovarienne serait le fait du *corps jaune*, que ce professeur ne considère plus comme un bouchon destiné à oblitérer le follicule rompu, mais comme un véritable organe glandulaire.

Le corps jaune, en effet, se caractérise histologiquement comme glande à sécrétion interne, par l'absence de canal excréteur comme par son abondante vascularisation. Sa coupe ressemble, à s'y méprendre, à celle des organes reconnus pour être des glandes à sécrétions internes.

Mathias Duval, Belloy, Le Breton, Keiffer, Fränkel, ont confirmé cette manière de voir.

La sécrétion interne de l'ovaire est, d'après le travail de Jardy, inspiré par Charrin, élaborée dans deux centres : le corps jaune et les cellules interstitielles. La sécrétion du corps jaune, en cas de grossesse, prépare et assure la fixation de l'œuf. En dehors de la grossesse, elle détermine probablement la fluxion menstruelle. La glande interstitielle règle, accélère la nutrition intime des tissus en agissant avec prédilection sur le système génital d'une part, et d'autre part sur l'assimilation des albuminoïdes et des phosphates au sein des tissus.

MM. Knauer, Grigoriew, Moriss, Glass, ont, de leur côté, contribué à démontrer l'existence de la sécrétion et son importance sur l'organisme féminin en greffant cette glande sur des femmes et sur des animaux privés de cet organe par le chirurgien ou le physiologiste.

MM. Curatulo et Tarulli, Ferré et Bestion, Livon, Fédoroff et d'autres auteurs ont aussi étudié les propriétés physiologiques de cette sécrétion.

La clinique a fait le reste.

APPLICATIONS THÉRAPEUTIQUES. — De nombreux essais thérapeutiques suivirent la communication de Brown-Séquard, parmi lesquels nous citerons, en premier, ceux de Villeneuve, Brown, Régis, puis, à partir de 1896, ceux de Chrobak, Mainzer, Richard Mond, Kleinwächter, Senator, Bernstein, Latzko et Schnitzler. Saafeld Seeligman, Fideli, Jacobs, Murret, *à l'étranger* ; et ceux de Jayle, Jouin, Touvenaint, Maurange, Dalché, Delaunay, ainsi que les communications de Spillmann et Etienne, Toulouse et Marchand, les rapports de Cérenville, Gilbert et Carnot et A. Mossé, et les thèses de Lissac, Gomès, Demange, Lebreton, Gilbert, *en France*.

L'opothérapie ovarienne est employée contre les affections les plus diverses. M. Mossé (*Gazette des Hôpitaux*, 7 octobre 1899) les fait rentrer dans le tableau suivant :

A. Opothérapie directe. . . .	I. Troubles de la ménopause. II. Aménorrhée. III. Dysménorrhée.
B. Opothérapie indirecte. . .	IV. Chlorose. V. Goitre exophtalmique.
C. Opothérapie empirique. . .	VI. Ostéomalacie.

I. — **Troubles de la ménopause.** — 1° *Ménopause physiologique*. — La ménopause s'accompagne généralement de quelques troubles : bouffées congestives, vapeurs, suffocations, céphalalgie, neurasthénie pouvant aller jusqu'à la folie. Contre ces troubles, la médication ovarienne a fait merveille dans nombre de cas publiés par Mond, Mainzer, Jacobs, Muret, Mossé, Vidal, etc.

2° *Ménopause artificielle*. — La ménopause chirurgicale, qui n'est que « l'exagération poussée jusqu'à l'insupportable des symptômes observés pendant la ménopause physiologique » (Chrobak), est essentiellement justiciable de l'opothérapie ovarienne. Sur 244 femmes ayant subi des opérations plus ou moins graves des organes génitaux, Jacobs a obtenu 116 guérisons définitives, 48 guérisons passagères, 61 améliorations, 19 insuccès. En relevant les observations de Mainzer, Mond, Lissac, Bestion, Muret, M. Mossé a noté, sur 41 cas, 6 guérisons complètes, 25 améliorations rapides, marquées, persistantes, 5 améliorations passagères et 5 insuccès.

Un point important est de faire continuer le traitement longtemps : quinze jours et même un mois, à la dose quotidienne de 40 centigrammes d'ovarine, sont tout juste suffisants, dans la plupart des cas, pour permettre de porter une appréciation sur la valeur de l'opothérapie.

II. — **Aménorrhée.** — Mossé, Touvenaint, Jacobs, Mainzer, Demange, etc., ont cité des cas dans lesquels l'opothérapie ovarienne a réussi à provoquer la menstruation chez des jeunes filles de quinze, dix-huit, vingt-deux ans qui n'avaient pas encore été réglées.

III. — **Dysménorrhée, insuffisance ovarienne.** — M. Jayle a donné le nom d'insuffisance ovarienne à un ensemble de troubles déterminés par l'hypofonction de la glande ovarienne, considérée au seul titre de glande à sécrétion interne. Ces troubles sont constitués par : *a*) des modifications à la menstruation, et *b*) des symptômes vaso-moteurs et nerveux.

a) *Modifications de la menstruation.* — La menstruation n'est plus régulière : il existe soit de l'aménorrhée, soit de la dysménorrhée, soit des métrorrhagies, ces trois états pouvant se succéder sans se combiner.

b) *Symptômes vaso-moteurs et nerveux.* — Outre les troubles menstruels, il existe un ensemble de symptômes plus ou moins accentués suivant les cas, et qui sont de même nature que ceux observés après la castration ovarienne. Plus l'insuffisance est complète, plus les troubles sont marqués, et le fait est facile à comprendre, puisqu'on se rapproche de l'insuffisance totale créée par l'acte chirurgical. Le diagnostic d'insuffisance ovarienne étant fait, il s'agit de savoir si la cause est d'ordre anatomique ou d'ordre physiologique.

L'examen physique pourra être d'une grande utilité, mais l'épreuve thérapeutique est encore bien préférable. Cette épreuve a son importance, car, si elle réussit, elle prouve que le traitement médical peut suffire et doit suffire. Elle amène également à cette conclusion que le traitement chirurgical parfois proposé ne répond pas à l'indication causale, puisque, au lieu d'enlever les ovaires, il faut au contraire donner du tissu ovarien. L'orientation de la thérapeutique est, de ce fait, complètement changée.

Si l'insuffisance ovarienne est secondaire et tient à une lésion, la lésion peut être légère ; le traitement médical, et en particulier l'opothérapie, sera suffisant. Mais elle peut être grave, irrémédiable, et dès lors le traitement chirurgical devient utile, voire même nécessaire.

Si l'insuffisance est primitive, d'ordre physiologique pur, le traitement, par contre, sera *toujours médical* ; il peut être pathogénique avec avantage, et l'opothérapie est à indiquer de préférence.

Dans ces cas extrêmement fréquents, Jayle, Kleinwächter, Muret, Gomès et beaucoup d'autres auteurs ont obtenu d'excellents résultats.

En résumé, d'une manière générale, l'opothérapie ovarienne est à préconiser dans tous les cas où l'on peut soupçonner une insuffisance fonctionnelle des ovaires. Ajoutons que, dans des conditions tout opposées, on dispose d'un médicament opothérapique trop peu connu, que l'expérience clinique a montré être une sorte d'antagoniste de l'extrait ovarien : c'est l'*extrait de glande mammaire*, qui donne de bons résultats quand il s'agit de décongestionner la matrice, c'est-à-dire dans les cas de fibrome, de pertes sanguines excessives.

IV. — **Chlorose.** — Le traitement de la chlorose par l'opothérapie ovarienne a été institué par Spillmann et Etienne, Carlo Fideli, Muret, Jacobs, Touvenaint, Maurange, Bestion, etc... Demange a observé sous son action l'augmentation du nombre des globules rouges et du pouvoir coagulant du sang, l'amélioration de l'état général avec augmentation de l'appétit, du poids et des forces, et la disparition des troubles menstruels si fréquents dans la chlorose. MM. Mossé, Schaummann et Willebrand n'ont pas observé l'augmentation du nombre des hématies.

V. — **Goitre exophtalmique.** — Le traitement parait indiqué lorsque cette névrose se rattache à la destruction ou à l'altération des fonctions ovariennes. Muret, Jayle, Jouin, Seeligmann, Dalché, Delaunay, Mossé, ont obtenu des améliorations manifestes, alors même que le traitement thyroïdien était resté sans effet.

VI. — **Ostéomalacie.** — Senator a obtenu une amélioration ; Bernstein, de Latzko, Schnitzler, aucun résultat.

PHARMACOLOGIE, POSOLOGIE. — L'extrait ovarique est administré soit par voie hypodermique, soit *per os*.

Voie hypodermique. — Ce mode d'administration constitue la médication la plus active. Il est employé lorsqu'il faut aller vite et parer à des accidents graves. La préparation de l'extrait injectable (liquide ovarique Chaix) est faite d'après la méthode générale de Brown-Séquard, d'Arsonval, à raison de 1 partie du tissu et de 2 parties de la solution physiologique.

Ingestion. — On peut administrer les glandes fraîches *en nature*, mais ce procédé présente plusieurs inconvénients : difficulté parfois grande de l'approvisionnement, altération rapide du tissu, répugnance à l'ingestion, possibilité de contagion par des ovaires provenant de vaches tuberculeuses.

L'*Ovarine* extrait sec, préparé avec le corps jaune et la glande interstitielle des ovaires de brebis, ne présente pas ces inconvénients ; elle s'administre avec la plus grande facilité et est devenue d'un usage courant.

Nous ne croyons pas commettre une indiscrétion en disant que les premiers essais d'ovariothérapie ont été faits à l'aide de nos extraits, notamment par M. Jayle à l'hôpital Broca.

M. Guérin a décelé dans l'ovarine la présence d'un corps qui se rapproche de la spermine, mais il est démontré que l'ovarine a une action autre que cette substance, et il est à supposer qu'elle renferme des produits complexes, — aussi complexes que ceux qui ont été découverts dans la thyroïde, — produits que l'on n'a pu isoler sérieusement jusqu'ici.

Les injections d'extrait ovarique se font à la dose de 3 centimètres cubes (contenu d'un tube).

— L'Ovarine est administrée sous forme de tablettes dont chacune répond à 0 gr. 30 de l'organe frais. Les tablettes se prennent avant ou entre les repas, avalées dans une gorgée d'eau, de lait, ou d'un liquide quelconque, et à la dose de *cinq à dix par jour* environ.

— La médication ovarique est, d'ailleurs, très facilement supportée et peut être continuée pendant plusieurs mois sans danger. Quand la disparition des troubles les plus gênants sera obtenue, on espacera les injections ou les tablettes, sans renoncer brusquement à leur usage, les troubles pouvant se montrer à nouveau.

OPOTHÉRAPIE TESTICULAIRE

Brown-Séquard a été mis sur la voie de la sécrétion interne des testicules par la considération des modifications profondes qui, au physique et au moral, se produisent chez l'individu, soit après la castration, soit à la suite d'abus génésiques, soit encore sous l'influence des progrès de l'âge et de la sénilité.

Il est certain, en effet, que toute modification de la fonction de reproduction, ainsi qu'il arrive aux différentes phases de la vie : enfance, puberté, ovulation, âge mûr, ménopause, vieillesse, transforme puissamment la personnalité physique et psychique ; au moment où se produit la puberté, à mesure que se dessine l'évolution des organes génitaux qui commencent à sécréter, parallèlement il se fait une transformation profonde dans toutes les parties de l'organisme : les formes s'affirment, le système musculaire, le système pileux, le larynx, se développent, la voix change de timbre. et il semble, comme le disait le regretté Peter, dans ses leçons à l'hôpital Necker, que « le mâle veuille annoncer bien haut qu'il est apte à la reproduction ». On observe en même temps une révolution radicale dans les aptitudes, la manière d'être, les aspirations de l'individu. Les goûts changent et se spécialisent. Le sexe s'affirme psychiquement et physiquement à la fois. Est-il, par exemple, rien de plus suggestif que la transformation brutale qui s'observe chez le jeune garçon dans le cas particulier où les testicules, jusqu'alors absents dans les bourses, opèrent tout à coup leur descente ? Une *grande garce* devient un beau jeune homme, comme disait A. Paré.

A l'âge adulte, lorsque la fonction de reproduction est à l'apogée de sa puissance, la différenciation entre les sexes est à son maximum, le *moi* sexuel dans son entier épanouissement.

Arrivé à cette période, l'individu, pour peu qu'il soit robuste, vient-il à se priver absolument de relations sexuelles, les puissances de la moelle épinière et du cerveau s'exagèrent jusqu'à atteindre souvent un état morbide. Buffon qui, en 1771 (il y a plus d'un siècle, par conséquent), semble avoir entrevu un rapport de cause à effet entre la sécrétion testiculaire et les modifications de l'organisme, Buffon avait reçu d'un jeune prêtre, qui souffrait beaucoup de la continence qui lui était imposée, un long mémoire dans lequel ce jeune homme lui détaillait ses ennuis. Dès l'âge de onze ans, il avait eu des appétits sexuels, mais comme il était destiné au sacerdoce, et profondément convaincu, il ne les avait jamais satisfaits. Quand il fut arrivé à l'âge d'homme, ses souffrances devinrent atroces ; il eut d'abord des hallucinations ; toute femme était pour lui entourée d'une auréole lumineuse. Plus tard, il éprouva des crises convulsives et des accès de délire pendant lesquels il exprimait, par la parole, les idées les plus lubriques. Parfois, il avait des éjaculations spontanées, et alors il était soulagé pour quelque temps.

Les faits de cet ordre ne sont pas rares.

D'autre part, les excès génésiques, en amenant un amoindrissement des fonctions des testicules, entraînent après eux une véritable déchéance physique et intellectuelle. La nature, dit Buffon, « la nature « ne veut pas qu'on renferme la surabondance de la liqueur séminale, « elle est destinée à passer de corps en corps. Mais ce n'est que dans la « force de l'âge et pour les hommes vigoureux que cette évacuation est « absolument nécessaire ; elle n'est même salutaire qu'aux hommes qui « savent se modérer. Pour peu qu'on se trompe en prenant ses désirs « pour des besoins, il résulte plus de mal de la jouissance que de la « privation. On a peut-être mille exemples de gens perdus par les « excès, pour un seul malade de continence.

« Dans le commun des hommes, dès que l'on a passé cinquante-cinq « à soixante ans, on peut garder en conscience et sans grand tourment « la liqueur séminale qui, quoique aussi abondante, est bien moins « provocante que dans la jeunesse. *C'est même un baume pour l'âge « avancé.* »

Comme le faisait remarquer le professeur Peter, ne dirait-on pas entendre parler Brown-Séquard ?

De même que la vigueur a pour condition nécessaire l'activité de la glande, de même la déchéance de l'individu s'établit à mesure que les fonctions génitales déclinent. C'est ainsi que la cessation des règles et de l'ovulation retentit sur tout l'organisme et spécialement sur les organes génitaux ; les ovaires s'atrophient, ainsi que l'utérus, les parties génitales externes se flétrissent, perdent leur excitabilité ; les poils du pubis blanchissent et tombent, les seins s'affaissent, la voix devient grave, le système pileux extra-génital se développe, en particulier au visage : — en somme, les caractères de la sexualité tendent à s'affaiblir et à disparaître. Le sexe devient neutre comme dans l'enfance. Dans la vieillesse, enfin, chacun sait, sans qu'il soit besoin d'insister, combien la diminution de l'activité physique et intellectuelle est liée intimement au déclin de l'activité génésique.

Il est certain aussi que toute altération du testicule, qu'elle soit due à une malformation *congénitale*, comme l'anorchidie, l'hermaphrodisme avec toutes ses variétés, ou acquise (féminisme lié à des altérations de la glande, atrophie dégénérative, orchites chroniques ou même ralentissement de l'activité de l'organe dû au varicocèle ou à la compression exercée par une hernie), ou bien *artificiellement provoquée* (ovariotomie, castration), il est certain que toute altération qui rétrécit le champ génital imprime à l'individu une physionomie spéciale. C'est ainsi que, pour prendre l'exemple le plus radical, l'eunuque, au lieu d'acquérir à la puberté les signes de la virilité, prend un type indécis, équivoque. Les forces, l'intelligence, diminuent, le système musculaire s'atrophie, le système pileux est arrêté dans son développement. Le sexe chancelle; la voix prend la tonalité de la voix de fausset (fait dû, d'après Owen (*Anatomy of vertebrates*) et Darwin (*Origine de l'homme*), à ce que la castration arrête l'accroissement du cartilage thyroïde qui accompagne l'allongement des cordes vocales). L'eunuque est, en général, gros et gras et son visage glabre ressemble à celui d'une vieille femme. La démarche, le langage, les manières, l'écriture, tout respire le manque d'énergie, l'émasculisation. Au point de vue moral, il y a parallèlement mollesse, pusillanimité, indécision.

Dans toutes les espèces animales, la castration produit des effets analogues. Rappelons qu'il est d'usage de recourir à cette opération pour dompter les animaux. Le bélier châtré, de batailleur qu'il était, acquiert la douceur du mouton. Le cheval hongre se distingue du cheval entier par une humeur plus douce, une plus grande mollesse. La combattivité, le plumage, le chant du coq, font absolument défaut aux chapons, etc.

Les faits que nous venons de résumer sont assez connus pour que nous soyons autorisé à dire, d'une manière générale et sans craindre d'être contredit, qu'il y a rapport constant entre l'énergie et le fonctionnement de l'organe et corrélation absolue entre l'apparition, l'apogée et le déclin de l'un et l'autre.

Ce rapport était tellement d'observation commune qu'en se plaçant au seul point de vue de la réaction de la sexualité sur l'état de l'individu, l'on en était arrivé à dire, comme le Dr Chevalier dans son livre si documenté, que « le testicule et l'ovaire sont des sortes de cerveaux ».

En se plaçant à un point de vue plus général encore, et en considérant l'influence de la sexualité sur l'organisme tout entier, l'on peut affirmer, sans être soupçonné de paradoxe, que l'on a, en définitive, l'âge de ses testicules.

Mais si ces faits étaient connus, ils n'étaient pas compris. Par quel mécanisme, en effet, expliquer cette relation constante entre l'énergie et l'état de la glande ? Tout cela était de nature, cependant, à agiter l'esprit des physiologistes. L'on peut trouver, en effet, dans les écrits de quelques-uns d'entre eux, des traces palpables de ces préoccupations.

Il était réservé à Brown-Séquard de nous montrer que la faiblesse dépend non seulement de l'état sénile des organes, mais aussi de ce que les glandes sexuelles ne donnent plus au sang des principes qui, à l'âge adulte, contribuent largement à maintenir la vigueur à cet âge.

A la puberté, en effet, et à l'âge adulte, le mâle, en résorbant une partie de la liqueur séminale qu'il sécrète, s'en imprègne, s'en sature, et en acquiert une vigueur spéciale : la virilité, pour nous servir des expressions de Peter, dont l'esprit si fin, si français, avait été séduit, comme on sait par les doctrines du Collège de France.

Comment se fait cette imprégnation générale de l'organisme ? Par une sécrétion interne de l'organe, est venu affirmer Brown-Séquard.

Les faits que nous avons résumés plus haut démontraient, en effet, jusqu'à l'évidence que les testicules et les ovaires ont au moins trois grands usages distincts consistant : le premier, dans leur rôle bien connu dans la génération ; le second, dans l'influence aussi très connue qu'exercent les principes résorbés dans ces glandes sur les centres nerveux et qui donnent à l'homme et à la femme les caractères physiques, moraux et intellectuels qui appartiennent en propre à l'un ou à l'autre ; le troisième, dans une action tonifiante spéciale qui augmente certaines puissances d'action de la moelle épinière et du cerveau, en d'autres termes « que les glandes sexuelles fournissent au sang, par résorption, des principes qui donnent l'énergie au système nerveux et probablement aussi aux muscles », et qu'il existe une *sécrétion interne* de ces organes marchant de pair avec la sécrétion externe avec laquelle elle partage vulgairement, et généralement parlant, la bonne et la mauvaise fortune.

Dans ces dernières années, MM. Ancel et P. Boin ont démontré que c'est à la glande interstitielle du testicule qu'il faut reporter l'action générale sur l'organisme attribué jusqu'ici au testicule tout entier. De plus, son action retentit puissamment sur la nutrition générale. D'après eux, l' « invigoration » organique propre au mâle est due à l'influence de sa sécrétion interne ; ce phénomène est une des manifestations des caractères sexuels et, comme tous ces caractères, il est tributaire de cette glande.

Ils pensent, en outre, qu'elle joue un rôle dans la défense de l'organisme. Ils ont depuis longtemps commencé une série de recherches à ce sujet. Reprenant les anciennes observations de certains auteurs (Hansemann, Lubarsch, Mathieu, etc.), ils ont tout d'abord porté leur attention sur la manière d'être de la glande interstitielle dans le testicule de l'homme malade.

En résumé, la glande interstitielle s'hypertrophie souvent, aussi bien dans les maladies infectieuses aiguës que dans les maladies infectieuses chroniques. Elle s'atrophie au contraire presque complètement dans d'autres conditions pathologiques, surtout à la suite d'une longue cachexie, subissant, elle aussi, la déchéance qui atteint toutes les parties de l'organisme.

Les auteurs ont cherché à réaliser expérimentalement des conditions analogues à celles qui existent dans les cas pathologiques et à produire l'hypertrophie ou l'atrophie de la glande interstitielle. Ils concluent que, cliniquement et expérimentalement, la sécrétion testiculaire interne s'exagère au début des infections et intoxications et représente un moyen de défense de l'organisme. Ce serait là une action comparable à celle qui a été observée à propos d'autres glandes à sécrétion interne dans des conditions pathologiques et expérimentales analogues.

Ainsi s'accumulent lentement les faits qui viennent confirmer l'importance attribuée par Brown-Séquard à cette sécrétion.

APPLICATIONS THÉRAPEUTIQUES. — Dès 1875, Brown-Séquard chercha à remédier à l'insuffisance et à la suppression de cette sécrétion interne si importante et, dans le but de trouver un moyen de donner au sang des vieillards affaiblis les principes que les glandes sexuelles ne lui fournissent plus, et de remplacer l'injection physiologique venant à manquer par une greffe thérapeutique, il entreprit dès cette époque, à Nahant (États-Unis), des essais de traitement basés sur ces propriétés des glandes. Il pensa d'abord à greffer des parties de jeunes cobayes sur une douzaine de vieux chiens. On se souvient que, malgré les difficultés inhérentes à ce genre d'opération, le célèbre professeur obtint, dans un cas, une confirmation des vues auxquelles il avait été rationnellement conduit ; mais on comprend que tout essai de cette nature sur l'homme était impossible.

Ce n'est qu'en 1889 que Brown-Séquard conçut et expérimenta le procédé qui consiste « en injections sous-cutanées d'un liquide obtenu par le broiement de testicules avec addition d'un peu d'eau ». Après la greffe, l'injection thérapeutique.

Nous ne décrirons pas les innombrables essais qui suivirent l'auto-observation et les communications successives de l'illustre physiologiste. L'histoire de la médication orchitique est faite et son dossier est considérable ; les observations que nous pourrions y ajouter seraient sans importance. Nous dirons seulement que restreinte, au début, au traitement de la débilité sénile et aux états de dépression et d'affaiblissement du système nerveux, elle a été appliquée à un grand nombre d'affections qui n'en étaient pas justiciables, et nous conclurons par cette déclaration très impartiale de M. le Dr de Cérenville, professeur de clinique médicale à l'Université de Lausanne. Elle nous paraît résumer exactement l'état actuel de cette médication :

« L'expérience que j'ai de cette méthode me donne à penser qu'après « en avoir dit trop de bien, on s'avise aujourd'hui d'en dire trop de mal « et qu'on la traite, en Allemagne et en Suisse du moins, avec une indif- « férence qui approche du parti pris, car on lui refuse le bénéfice de « l'impartialité dans la critique.

« La suggestion n'est pas le dernier mot de la thérapeutique. Le tes-

« ticule recèle une sécrétion interne, c'est probable ; son action sur l'éco-
« nomie masculine est évidente et se démontre par des preuves d'ordre
« physiologique. La dignité fonctionnelle de cet organe a éveillé la
« présomption de qualités quintessenciées, de force nerveuse emmaga-
« sinée. C'était dépasser la raison physiologique. Il y a eu emballement,
« mais nous n'avons pas de motifs pour refuser au liquide orchitique,
« extrait d'une glande puissante, des propriétés stimulantes sur la nutri-
« tion et peut-être plus spécialement actives à l'endroit du système
« nerveux.

« Mon expérience personnelle me force à admettre que ce produit a
« une valeur propre qui n'est pas celle du premier sérum venu ; qu'il peut
« rendre des services dans les maladies nerveuses organiques. »

Ses indications sont, en effet, la débilité en général, la débilité sénile, les maladies du système nerveux et aussi des cas d'impuissance encore mal déterminés. Limitée à ces divers états, la médication orchitique rend d'incontestables services, et malgré les exagérations du début, conserve de nombreux et ardents partisans ; nous sommes admirablement placés pour le savoir.

PHARMACOLOGIE, POSOLOGIE. — L'opothérapie testiculaire emploie actuellement la voie hypodermique et la voie stomacale.

L'Extrait orchitique injectable Chaix est une solution faite à raison de 1 partie de tissu glandulaire pour 2 parties de la solution physiologique de sel marin : Il est délivré par quantité de 12 tubes scellés d'une contenance de 3 centimètres cubes. Un tube par injection. On fait généralement deux ou trois injections par semaine. On a toute latitude pour en faire davantage, l'extrait étant dénué de toxicité.

Les Cachets testiculaires, à base d'extrait sec, correspondent chacun à 20 grammes de l'organe frais. Ils s'ingèrent par quantité de 2 ou 3 par jour, en moyenne.

OPOTHÉRAPIE THYMIQUE

Le thymus est un corps transitoire qui, paraissant vers la septième semaine, augmente de volume jusqu'à la fin de la première et même de la deuxième année. Il régresse complètement vers la puberté et n'existe plus en général vers l'âge adulte; l'étude de cette glande a donné lieu à des hypothèses fantaisistes ; enlevée, elle aurait déterminé des anomalies du squelette. Elle agirait sur la nutrition ; elle aurait une action antitoxique (Abelous et Billard) et favoriserait certaines maladies. Bouchard explique les déformations osseuses, thoraciques, par l'hyperactivité thymique. Yvon accorde à cet organe une action hypotensive. D'autres auteurs ont constaté des effets sur la diurèse, sur les globules rouges.

« Le thymus, a dit Brissaud, est un organe qui passe à tort ou à raison pour l'antagoniste du corps thyroïde. » Les autopsies où Mœbius, Spencer, Marie, Mackensie, W. Edmund, Soupault et Gierke ont observé la persistance ou la régénérescence, viennent à l'appui de son opinion. L'hypertrophie thymique de cet organe jouerait un rôle compensateur, en augmentant la sécrétion interne destinée à neutraliser l'agent toxique de la maladie. Pour Galdi, le rôle antagoniste du thymus vis-à-vis de la thyroïde est loin d'être prouvé. Pour Bienfait, au contraire, il y aurait, au moins dans certaines circonstances pathologiques, une suppléance fonctionnelle du thymus en face de la thyroïde.

Quoi qu'il en soit, on a employé non sans succès l'opothérapie thymique dans le goitre exophtalmique.

Goitre exophtalmique, maladie de Basedow. — Le thymus fut employé pour la première fois dans le goitre exophtalmique par Owen en 1895 ; voulant donner du corps thyroïde à un malade, il s'aperçut que le boucher se trompait et fournissait à sa place du thymus ; en présence du résultat brillant obtenu dans cette circonstance fortuite, il continua ses essais thérapeutiques et publia l'observation de quatre malades très améliorés. C'est donc sur une donnée tout empirique que fut employée cette médication. Ce n'est que plus tard que des explications vraiment scientifiques furent cherchées pour justifier son action.

La méthode d'Owen fut suivie en Angleterre par Cuningham (4 cas),

Edes (6 cas), Salis Cohen, Tood (26 guérisons sur 30 cas traités), Maude (4 cas). Ce dernier auteur pense que « la valeur curative du thymus semble aussi grande que celle de tout autre médicament ».

A peu près à la même époque, Mickulicz, au congrès de la Société allemande de chirurgie de 1895, apportait une statistique de 10 succès sur 11 cas traités ; il établissait les principes de la méthode de telle façon que le traitement de la maladie de Basedow par le thymus est appelée en Allemagne méthode de Mickulicz.

Il emploie de préférence le thymus de veau à la dose de 30 à 75 grammes par jour ; Owen avait employé du thymus de mouton. Des succès ou tout au moins des améliorations furent publiés par Blondel (4 cas), par Boisver (de Montréal), qui publie une quasi-guérison après insuccès de tous les autres traitements, par Galdi, qui a obtenu de bons résultats. Dans les années suivantes, Bienfait observe une amélioration. Zorzi, soumettant trois fillettes à l'ingestion quotidienne de 20 à 25 grammes d'extrait de thymus glycériné, obtient chez deux d'entre elles la disparition des troubles en deux et trois mois ; sur la troisième l'insuccès fut absolu.

Enfin H. Dor et Louis Dor (de Lyon) se montrent enthousiastes de la médication thymique : « Rien n'améliore le goitre exophtalmique comme l'extrait de thymus, » écrit L. Dor dans une communication. Ces auteurs font prendre tous les jours 100 grammes de ris de veau cru roulé dans la farine ou dans du sucre, ou ils ont recours aux injections d'extrait de thymus. Les cas traités ont été au nombre de dix, et tous ont été très améliorés, voire même guéris. Huchard s'est montré très satisfait de cette médication (30 cas). Mirallié (2) a eu à s'en louer dans quelques cas.

Mackensie, Taty et Guérin, Parker, Robin, ont été moins heureux et l'on ne peut conclure d'une manière définitive.

PHARMACOLOGIE, POSOLOGIE. — On peut employer la voie stomacale ou la voie hypodermique. L'extrait thymique injectable du laboratoire est préparé à raison de 1 partie du tissu pour 3 parties de la solution physiologique glycérinée. Il est injecté tous les jours, tous les deux jours ou deux fois par semaine, suivant les indications, à la dose de 3 centimètres cubes, le contenu d'une ampoule.

Pour l'ingestion, on peut, comme l'a fait M. Dor, faire prendre chaque jour 100 grammes de ris de veau roulé dans la farine ou dans du sucre. Mais beaucoup de malades se refusent à continuer.

Il est beaucoup plus simple et plus élégant d'avoir recours à une préparation pharmaceutique, et d'administrer le thymus sous forme d'extrait sec contenu dans des cachets.

Les cachets thymiques Chaix correspondent chacun à 20 grammes de l'organe frais. — 2 ou 5 cachets par jours en moyenne.

OPOTHÉRAPIE RÉNALE

L'opothérapie rénale, basée sur les expériences physiologiques de Brown-Séquard et de Meyer, qui montrèrent qu'il est possible, au moyen d'extraits de reins, de retarder chez les animaux néphrectomisés, l'apparition des accidents urémiques, l'opothérapie rénale semble, d'une façon générale, devoir trouver son application dans tous les cas d'insuffisance rénale, quelles qu'en soient l'importance, l'acuité ou la signification. Mais, comme le fait ressortir le Pr Teissier, on n'est autorisé à compter sur des effets vraiment utiles que si le parenchyme n'est pas trop gravement désorganisé et s'il s'agit surtout de phénomènes urémiques tenant à *une brusque suspension de l'activité rénale* (néphrite aiguë, congestion intense du rein produisant de l'oligurie passagère, anurie calculeuse, etc.) ou à la suppression fonctionnelle, dans un rein préalablement malade, des portions de parenchyme restées jusque-là perméables, mais momentanément inhibées sous l'influence d'un surmenage soudain ou sous le coup d'un refroidissement intense (tels le coup d'urémie passagère relevant de poussées fluxionnaires sur un rein polykystique ou primitivement frappé de néphrite interstitielle). On conçoit qu'en pareille circonstance la rénothérapie puisse rendre de sérieux services en contrebalançant l'action toxique des produits de rétention, jusqu'au jour où, par suite de la médication employée (saignée générale ou locale, révulsifs, diurétique, etc.), les voies d'excrétion s'ouvriront à nouveau, rétablissant, dans la perméabilité de la glande, l'équilibre relatif que l'accident en cours avait rompu.

De la sorte, la rénothérapie apparaît surtout comme un *excellent moyen d'attente*, permettant aux médications rationnelles de faire leur œuvre, moyen s'adressant en somme à la défaillance rénale, comme la digitale s'applique à la crise d'insuffisance cardiaque, mais sans être plus en mesure de réparer les désordres anatomiques réalisés dans le rein par le processus brightique que la digitale n'est capable de restaurer les lésions du myocarde ou de réparer les ultérations valvulaires.

APPLICATIONS THÉRAPEUTIQUES. — **Extrait rénal. Néphrine.** — Le premier, Dieulafoy a recommandé et pratiqué l'injection d'un extrait rénal dans l'*urémie* (*Soc. méd. des Hôp.*, 1893).

Il s'agissait d'un cas désespéré d'urémie avec anurie (dyspnée intense, sueurs d'urée, œdème aigu du poumon, état comateux, anurie, etc.). M. Rénon fit des injections d'extrait glycériné de bœuf, d'abord en petit nombre, puis toutes les deux heures. La sécrétion urinaire, complètement interrompue depuis cinq jours, reparut dès le deuxième jour du traitement : le malade sortait de sa torpeur, buvait volontiers. Enfin, après chaque injection, on nota une heureuse modification des symptômes. Malheureusement, le cas était désespéré, et le malade mourut.

Teissier et Fraenkel (*Province médicale*, 1894) firent des injections d'extrait de rein à deux malades. Aucun changement n'apparut dans la quantité des urines émises. Dans un cas, légère augmentation de la pression artérielle (2 à 3 centimètres cubes avec le Sphygmo-manomètre de Potain) ; augmentation d'urée (de 17 à 30 grammes) ; élévation marquée du chiffre des phosphates ; pas de modification du chiffre des chlorures. Enfin, et surtout, relèvement du coefficient urotoxique, myosis avec 60 centimètres cubes. La quantité d'albumine ne fut pas modifiée.

Dans un autre cas, augmentation de l'urée (de 20-30 grammes) ; légère augmentation des chlorures. Disparition de l'albumine, réapparition après cessation des injections. Relèvement considérable du coefficient urotoxique.

Dans les deux cas, les malades éprouvèrent un sentiment d'amélioration générale.

Gilbert a soigné par l'extrait de rein des albuminuriques, observés depuis très longtemps, à proportion d'albumine fixe. Sous cette influence, l'albumine est tombée très rapidement (3 gr. au lieu de 6), les malades éprouvent un sentiment d'amélioration générale par la continuation de l'extrait

Picchini (*Gasp. dell. ospid. dell. clin.*, 1896) a expérimenté les extraits rénaux glycérinés dans trois cas de néphrite chronique et dans un cas de néphrite gravidique. Les résultats thérapeutiques ont été nuls. Aucune des manifestations de la néphrite (état général, œdèmes, composition des urines) n'a été influencée ; l'albuminurie a même augmenté dans le cas de néphrite gravidique.

Concetti (*Congrès de Moscou*, 1897) a expérimenté, chez les enfants, l'opothérapie rénale. Il observa une diminution graduelle de l'albumine, une augmentation progressive de la diurèse, et surtout une amélioration de l'état général.

L'extrait rénal aurait donné à Chiperowitsch d'étonnants succès dans 35 cas de néphrite chronique avec albuminurie.

De Céréaville a obtenu, de son côté, des résultats favorables dans la *néphrite parenchymateuse* avec manifestations urémiques graves. Celles-ci lui ont paru favorablement modifiées dans le sens de la réduction de la dyspnée brightique, ainsi que du progrès de la nutrition et de l'énergie (*Congrès de médecine*, Montpellier, 1898).

Bozzolo (*Congrès italien de médecine interne*, Turin, 1898), dans plusieurs cas de néphrite hémorragique et d'urémie, a essayé les extraits de rein, et conclut que cette médication détermine une augmentation de la diurèse et de l'excrétion de l'urine ainsi qu'une diminution de l'albuminurie.

En Angleterre, Donavan publie dans le *British medical Journal* un cas qui lui paraît tellement heureux qu'il engage ceux de ses confrères qui ont l'occasion de traiter les maladies rénales à faire des essais avec l'extrait de rein et de lui en rapporter le fait. L'observation de Donavan est d'autant plus intéressante qu'il s'agit d'une néphrite aiguë. C'est le premier cas de ce genre publié dans la littérature médicale.

Il s'agissait d'un jeune homme, atteint depuis plusieurs mois d'une néphrite *a frigore*. Malgré le traitement constamment suivi depuis le début de la maladie, son état avait progressivement empiré. Anasarque généralisée. Urines abondantes, pâles, d'une densité de 1.010, contenant des traces d'albumine. Donavan administre alors quotidiennement à son malade 3 tablettes de 5 grammes d'extrait de rein préparé industriellement. Il joint à cela le traitement par la nitro-glycérine. Sous l'influence de la préparation opothérapique, l'anasarque disparait et l'analyse des urines ne décèle plus la moindre trace d'albumine.

Encouragé par les succès des précédents expérimentateurs, Chiperowistch (de Saint-Pétersbourg) a essayé d'expérimenter, sur une vaste échelle, la valeur de l'organothérapie dans les néphrites. Pour lui, l'extrait rénal a une action qu'on pourrait à bon droit qualifier de spécifique, puisqu'elle est indépendante du régime. Ses observations sont au nombre de 35. Nous regrettons de ne pouvoir résumer les principales : nous nous bornerons donc à commenter les conclusions de l'auteur. Il fit d'abord des injections d'extrait rénal à des personnes saines et put se convaincre que, loin de produire quelques troubles, elles favorisaient légèrement la sécrétion urinaire. Il prescrivit alors la médication rénale à 35 malades atteints de différentes variétés de néphrites. Il employa quelquefois les injections de néphrine, mais surtout l'ingestion à l'état cru, jusqu'à donner à ses malades au cours de leur traitement de 20 à 30 reins de porcs ou de moutons. Sauf quelques rares exceptions, les résultats furent excellents. Avec une constance remarquable et dès le début du traitement, notamment dans les néphrites parenchymateuses, il vit le taux de l'urine remonter, les œdèmes disparaître, les battements du cœur se régulariser et devenir plus énergiques. Cette médication amenait une amélioration marquée de l'état général et la suppression des phénomènes urémiques. Dans 40 0/0 des cas l'albumine a disparu. D'autre part, la suppression de la médication amenait un retour offensif des accidents après un temps variable pour chaque cas. Pour obtenir un résultat durable, le malade devait prendre en moyenne une vingtaine de reins.

D'après Obolenski (*Traitement des néphrites par l'opothérapie rénale; Thérap. méd. russe*, n° 6, 1899), l'action de la néphrine dans 20 observations de néphrites s'est limitée à stimuler la fonction des reins, à augmenter la diurèse, et à activer l'excrétion des produits de désassimilation, sels urinaires, urée, acide urique.

Tarruella (*Opothérapie rénale*, *Congrès de médecine*, Paris, 1900), dans des néphrites à forme interstitielle ou hématurique, n'a obtenu aucune modification dans l'évolution de la maladie, si ce n'est un rétablissement fugace de la sécrétion urinaire. Par contre, dans deux cas de *néphrite parenchymateuse* avec albuminurie profuse (8 à 12 grammes par litre), œdème des membres inférieurs et du scrotum, oligurie avec urine sédimenteuse et cylindres, la reprise des fonctions rénales fut rapide et complète. Chez ces deux malades, l'état général s'améliora au point qu'on ne vit plus aucun signe externe de maladie : leurs forces reparurent avec rapidité et leur permirent de vaquer à leurs occupations. La guérison s'est maintenue après douze et quatre mois de leur traitement respectif. M. Tarruella (*Rivista del Medicina y Cirugia*, 1901, n°1) incline à croire que l'œdème et l'albuminurie de la néphrite parenchymateuse constituent la fonction pathologique qui est le résultat de la destruction de la sécrétion interne du rein, et c'est pourquoi la néphrine vient améliorer les cas de néphrites où cette fonction est le plus directement atteinte.

Paître et Roland, professeurs à l'École de médecine de Poitiers, ont publié (*Poitou médical*) une observation *d'albuminurie avec éclampsie postgravidique*, vomissements, somnolence, prurit, pétéchies, traitée par la Néphrine Chaix. Trois jours après le traitement, l'intoxication avait cédé; dix jours après, l'albumine avait disparu quand survint un accès d'éclampsie unique et peu violent.

Commandini (*Dell Opoterapia*, *Gazetta degli ospedali e delle cliniche*, 18 février 1900) conclut de ses observations que la Néphrine agit, non en aidant à la nutrition du rein malade, mais seulement par son pouvoir antitoxique.

Le 29 mai 1901, MM. Roque et Lemoine ont présenté à la Société médicale des hôpitaux de Lyon une intéressante observation d'opothérapie rénale.

Il s'agit d'un cas de néphrite chronique compliquée d'urémie. La malade, âgée de 41 ans, présentait depuis quelque temps des vomissements incoercibles, des céphalées atroces entraînant une insomnie absolue. L'œdème est extrêmement marqué, surtout à la face. Au cœur, l'impulsion est forte, mais les battements sont réguliers, il n'y a pas de galop. Les urines sont troubles, rares, présentent 5,50 d'albumine.

8,10 d'urée, 6, 25 de chlorures par litre. Tout fut tenté (purgatifs, drastiques, diurétiques, saignée.) Mais aucune amélioration ne se produisit, les symptômes s'aggravèrent au contraire.

MM. Roque et Lemoine pratiquent alors des injections de néphrine. En 48 heures l'état se modifie : la face est moins bouffie, la céphalée et les vomissements disparaissent. Le volume des urines s'élève à 1.650. La néphrine est continuée pendant 10 jours ; à la fin du traitement opothérapique, les phénomènes urémiques avaient complètement disparu. La malade garde seulement un peu de bouffissure du visage et une légère quantité d'albumine (0,18). En somme, les phénomènes aigus d'insuffisance rénale ont disparu et on rentre dans l'évolution classique d'une néphrite chronique.

La macération de reins. — Raphaël Dubois, guidé par cette idée directrice qu'il existe dans le rein une antitoxine normale qui cesse d'être sécrétée ou l'est en quantité insuffisante, dès que le fonctionnement du rein est troublé, antitoxine qui n'est pas altérée par son passage dans le tube digestif et dont le rôle consisterait à détruire, à leur passage dans le rein, certains principes toxiques du sang résultant de l'activité de l'organisme, M. Raphaël Dubois a cru devoir, pour provoquer de nouveaux essais, publier (Antitoxine rénale et Albuminurie. *Société de Biologie*, 28 février 1903) l'observation d'un malade, en proie aux accidents urémiques les plus violents, et considéré par les médecins traitants comme irrémédiablement perdu.

Dans ces conditions, il eut l'idée de lui faire prendre une macération de rein de porc pulpé. La macération a été administrée en quatre fois dans les vingt-quatre heures et le traitement poursuivi pendant une dizaine de jours.

Il s'est produit une amélioration *immédiate* et si complète qu'on ne peut l'attribuer à autre chose qu'à la macération de rein, toute autre médication ayant été abandonnée comme inutile.

Pour des raisons qu'il se propose d'indiquer ultérieurement, M. Raphaël Dubois pense que le principe antitoxique rénal existe dans les urines normales.

On peut remarquer que, dans cette observation, les quantités de suc rénal ont été extrêmement élevées, et l'on peut se demander si l'inégalité et l'insuffisance des doses employées par les différents auteurs ne sont pas, au moins en partie, cause des contradictions signalées.

D'un travail considérable présenté à l'Académie par M. le Pr Renault (*Pouvoir sécrétoire et signification glandulaire des épithéliums des tubes contournés du rein et valeur thérapeutique de leurs produits solubles dans l'eau, Bull. Académie de médecine*, 22 décembre 1903) ressortent les conclusions suivantes :

1° La macération de rein, appliquée aux malades atteints d'insuffisance urinaire, constitue l'une des médications les plus actives et les plus efficaces qu'on ait proposées jusqu'ici. Mieux que n'importe quel moyen connu, elle ouvre le rein annulé par l'œdème urémique. Elle le fait rapidement et sûrement, même alors qu'on n'a pas fait précéder son emploi de la déplétion rénale obtenue par une application de sangsues au triangle de J.-L. Petit. Elle exerce avec rapidité des effets diurétiques intenses. Quand elle est prolongée suffisamment, elle ramène l'émission urinaire à sa normale et elle l'y maintient. Elle le fait sans exercer aucune vulnération sur le rein malade.

2° Cette méthode a sur la plupart des autres cet avantage qu'elle réduit sûrement l'albumine émise par le rein insuffisant, tout en remettant celui-ci en pleine activité. Elle pourrait, en conséquence, avoir des chances de favoriser, par le repos fonctionnel prolongé, la restauration des épithéliums rénaux d'ordre glandulaire dans les cas, en somme assez nombreux, où une telle restauration est histologiquement possible.

D'après le Pr Renault, c'est là, comme l'a découvert d'emblée Raphaël Dubois, une méthode antitoxique au premier chef, qui n'a jamais déterminé d'accidents réels. C'est une méthode thérapeutique qu'il faut introduire dans l'usage courant, et même mettre en jeu dès le début dans toutes les néphrites.

La grande autorité de leur auteur ne pouvait laisser ces travaux inaperçus, et les observations se succédèrent où étaient consignés, *avec des résultats divers*, les effets de la méthode dite « de Renault ».

De leurs observations et de celles des autres auteurs, MM. Azéma et Serr concluent que la macération de Renault est nocive pour le rein à un double titre :

1° En tant que suc de rein ;

2° En tant que préparation salée.

Les deux ou trois rognons de porc indiqués par Renault pour préparer son médicament sont une dose beaucoup trop considérable. La moitié d'un rognon de porc ou un rognon, tout au plus, serait pour les auteurs une dose bien suffisante, et, en tout état de cause, ils conseillent de ne pas dépasser ces quantités si l'on veut obtenir une macération inoffensive.

Quant aux indications de son usage, elles paraissent clairement découler de l'analyse des observations de Carles, de Michel, de Charrier, de Page et de Dardelin, etc. : la médication est bien supportée par les malades atteints de néphrite chronique ancienne sans grande albuminurie, et ne présentant pas de phénomènes inflammatoires aigus du côté de leur rein. On pourra donc l'employer chez eux ; mais comme, dans ce cas, les médications usuelles donnent des résultats plus sûrs et plus constants, on aura rarement recours à ce traitement qui demande, pour être appliqué, des manipulations longues et minutieuses.

Les malades atteints de néphrite aiguë et subaiguë, ou faisant une poussée aiguë au cours d'une néphrite chronique, ne paraissent pas devoir en retirer un bénéfice suffisant pour qu'on soit autorisé à faire usage d'une médication qui peut aggraver leur lésion rénale. On devra donc la réserver aux cas d'urémie confirmée, comme un moyen souvent efficace, mais sur lequel il serait imprudent de fonder de trop grandes espérances.

Résultats, en somme, peu favorables. M. Castaigne, professeur agrégé à la Faculté de médecine de Paris, fait remarquer à son tour que les malades ont une répugnance souvent invincible à prendre cette médication, et qu'ils ont des vomissements presque immédiats. D'autres, qui ont pu absorber la macération, présentent assez vite des phénomènes d'intoxication générale qui obligent à en cesser l'emploi. Enfin, et surtout, il a constaté des malades dont l'albuminurie a été augmentée, d'autres dont la quantité d'urine a été singulièrement restreinte ; enfin il a observé, avec le professeur Gilbert, trois cas dans lesquels des accidents urémiques mortels sont apparus après l'emploi de la macération de reins de porc et semblent avoir été déterminés par cette médication.

Les premières conclusions que M. Castaigne a tirées de ces observations, c'est que la pulpe rénale fraîche doit être réservée pour certains faits spéciaux, ceux dans lesquels il n'y a pas de trouble de la perméabilité rénale, c'est-à-dire certaines néphrites aiguës à prédominance épithéliale, les néphrites chroniques albumineuses simples, les néphrites hydropigènes.

C'est au cours des néphrites chroniques urémigènes que les accidents graves s'étaient produits ; aussi déconseille-t-il, dans de pareils cas, l'emploi de la méthode thérapeutique du professeur Renault.

D'ailleurs les résultats défavorables constatés dans certains cas sont bien faciles à expliquer d'après certaines expérimentations que M. Castaigne a faites avec Rathery. Il a montré, en effet, que l'émulsion rénale est très fortement toxique et que l'on peut obtenir très facilement la mort des animaux auxquels on administre cette préparation à dose suffisante. Rien donc de surprenant à ce que, dans les cas où il existe de l'imperméabilité rénale, les accidents toxiques graves se produisent avec une dose habituellement thérapeutique.

Des constatations ultérieures faites avec le professeur Gilbert l'ont amené à pouvoir affirmer — en se basant sur une série d'expérimentations — que la macération de reins contient des substances toxiques et surtout néphrotoxiques mélangées à d'autres substances qui sont, au contraire, excito-rénales. Il est facile, dans ces conditions, de se rendre compte des résultats si différents qu'on a pu constater : certains malades sont capables de neutraliser ou d'éliminer les substances toxiques et présentent d'heureux effets produits par les substances excito-sécrétoires, tandis que ceux dont les reins sont imperméables et dont l'organisme est déjà très intoxiqué présentent rapidement des accidents graves.

Une autre considération qui a son importance est la fréquence de la tuberculose chez le porc (40 p. 100 d'après le service vétérinaire), tuberculose portant fréquemment sur le rein. Dans le cas d'infection, un liquide de macération ingéré en quantité considérable sans stérilisation préalable peut évidemment présenter de grands dangers. Tous ces inconvénients amènent à se demander si les communications retentissantes de Dubois et de Renault n'ont pas plus que de raison détourné l'attention de l'extrait rénal préparé pour la voie hypodermique. Cet extrait a cependant à son actif des résultats nettement favorables. Sans compter les premières observations qui ont marqué le début de son emploi, observations de Dieulafoy, Teissier et Frænkel, Gilbert, Concetti, de Cérenville, Bozzola, Tarruella, Paître et Roland, Commandini, etc., il nous souvient notamment d'une communication de Capitan à la Société de biologie (le 15 janvier 1904). Il s'agissait d' « un cas d'urémie grave guérie par l'extrait de rein en injections sous-cutanées ». Un vieux goutteux faisait une endocardite (double souffle aortique et mitral, intermittences, pouls petit, précipité, asystolie, œdème pulmonaire, œdème des membres inférieurs, ascite, dysurie, délire continuel, Cheyne-Stokes typique et crise de dyspnée fort graves). Le malade ne rendait plus que 300 grammes d'urine par vingt-quatre heures, ne contenant d'ailleurs qu'une faible quantité d'albumine.

Le malade était absolument mourant. M. Capitan lui injecta le contenu d'un tube de 3 centimètres cubes environ de la préparation de rein dénommée Néphrine ; quelques heures après, l'émission d'urine commençait à se faire plus abondante que les jours précédents, et arrivait à 450 grammes environ dans les vingt-quatre heures.

Le lendemain, seconde piqûre avec suppression de toute autre médication. L'amélioration était sensible. Les urines, durant les deux heures qui suivirent, arrivèrent à 800 ou 900 grammes. Le jour suivant, même médication ; tous les phénomènes graves s'amendèrent et le taux de l'urine monta à 1.500 grammes, tandis que s'amendaient successivement tous les symptômes.

Tout rentra rapidement dans l'ordre et, après une semaine environ, on cessa les injections d'extrait de rein. Le malade reprit ses affaires tout en s'astreignant à d'extrêmes précautions ; il ne lui resta que des lésions orificielles bien compensées.

M. Capitan faisait, à ce propos, remarquer que l'administration par la bouche de hautes doses de reins de porcs crus n'est pas applicable aux cas particulièrement graves, comme celui dont il vient d'être question ici. Le malade serait absolument hors d'état de mâcher et d'avaler même une bouchée de pulpe rénale. Par conséquent l'administration par voie sous-cutanée d'un extrait de rein est tout à fait indiquée.

Il n'est peut-être pas inutile de dire que les premiers extraits de rein injectables et la plupart de ceux qui ont été employés depuis par les principaux auteurs sont sortis de notre laboratoire

Sérum de veine rénale. — Si l'extrait de rein, sous quelque forme que ce soit, est souvent employé, il est une autre méthode opothérapique beaucoup plus rarement appliquée au traitement des néphrites et sur laquelle le professeur Teissier a récemment attiré à nouveau l'attention : la *sérothérapie par le sérum de veine rénale*. Cette méthode est elle-même basée sur des recherches expérimentales déjà lointaines sur lesquelles nous n'insisterons pas, mais qu'il est cependant nécessaire de rappeler brièvement ici.

C'est à Meyer que revient le mérite d'avoir montré, le premier, l'influence du sang veineux rénal sur un symptôme pathologique précis, fréquent au cours de l intoxication urémique ; la respiration périodique type Cheyne-Stokes. Vitzou, ensuite, constate que, chez le lapin, la survie des animaux néphrectomisés auxquels on injecte du sérum de veine rénale est notablement supérieure à celle des autres opérés témoins. Spineanu, élève de Vitzou, Fiori, confirment ces résultats contre lesquels s'élèvent, au contraire, Chatin et Guinard, Mlle L. Stern, dont les animaux ayant reçu en injections du sérum de veine rénale succombent bien plus tôt que les témoins. C'est enfin Lavis, dont les résultats expérimentaux plus récents sont presque identiques (à quelques réserves près) à ceux des précédents auteurs.

C'est sur ces données expérimentales, encore peu concluantes et méritant d'être poursuivies, qu'est basé le traitement sérothérapique des néphrites.

Turbure, en 1896, publia la première observation de néphrite chronique, compliquée d'accidents urémiques, traitée et améliorée par les injections de sérum de veine rénale de chien. Deux années plus tard, Teissier, appliquant ce traitement à un jeune homme atteint de néphrite aiguë, constate un effet remarquable du sérum : en 25 jours, la guérison complète est réalisée. Cette observation, jointe à trois autres, fait le sujet de la thèse de De Lignerolles, élève de Teissier ; sur ces trois derniers malades, deux furent améliorés, le troisième, atteint de coma urémique, ayant succombé sans se trouver aucunement influencé par le traitement. En 1905, Lavis rapporte quatre observations d'opothérapie rénale, dont trois par le sérum ; dans une de ces observations, l'amélioration s'est nettement manifestée alors que, dans les deux autres cas, elle n'a été que peu marquée. Teissier, dans sa communication à l'Académie de médecine, rapporte sept nouveaux faits dont trois, longuement étudiés, constituent autant d'heureux résultats pour cette nouvelle méthode de traitement. Enfin Van Bogaert (d'Anvers) résume tout d'abord, dans une première note, cinq cas, puis expose dans un mémoire récent quatre nouvelles observations de sujets atteints de néphrite et chez lesquels le traitement sérothérapique a été suivi d'un prompt et remarquable succès.

MM. Spillmann et Parisot ont aussi traité un certain nombre de malades atteints de lésions diverses des reins par les injections de sérum de veine rénale. Leur conclusion est que l'insuffisance rénale à ses degrès divers, et quelle qu'en soit la cause, est justiciable de ce traitement comme de l'organothérapie ; mais le succès n'est pas toujours certain, il est en rapport avec l'intensité même des lésions, et se manifestera d'autant plus rapide et plus remarquable que l'organe sera atteint moins profondément : il est, en somme, fonction de l'altération plus ou moins grave et plus ou moins définitive de l'épithélium rénal.

En somme, d'après ces auteurs, le traitement par le sérum de veine rénale se rapproche, par son action et par ses effets, du *traitement opothérapique organique* (sous ses diverses formes, extrait sec, liquide injectable, macération type Renault) et, disent-ils, *se confond avec lui.* L'étude et la comparaison de ces deux procédés d'opothérapie qu'ils ont très fréquemment employés, les autorise à cette conclusion.

Si le sérum de veine rénale se comporte comme un produit opothérapique et ne lui est pas supérieur, est-il bien nécessaire de l'utiliser et d'aller délibérément au-devant d'accidents sériques qui se montrent parfois très accentués, s'accompagnent d'adénopathies et d'un mouvement fébrile? A cette préparation encore, l'extrait rénal injectable, la néphrine classique, doit être préférée.

PHARMACOLOGIE. — L'opothérapie rénale procède par voie hypodermique ou par ingestion.

La Néphrine injectable est une solution faite à parties égales du tissu et de la solution physiologique de sel marin, contenue dans des tubes effilés à une seule extrémité. L'on brise l'effilure, et l'on puise directement le liquide dans le tube au moyen d'une seringue armée de son aiguille préalablement flambée.

La Néphrine est *directement injectable* et ne doit pas être additionnée d'eau au moment de l'injection.

Cette solution donne depuis onze ans des résultats remarquables et l'avis des médecins est unanime à ce sujet.

La dose moyenne par injection est représentée par le contenu d'un tube.

La voie hypodermique doit toujours être employée lorsqu'il faut aller vite, lorsque le malade est hors d'état d'avaler, dans les cas graves.

Il est extrêmement difficile de tracer des règles générales au sujet de la fréquence, du nombre des injections ; mais ici, beaucoup plus que dans l'administration des extraits thyroïdiens et surrénaux injectables, le médecin peut évoluer à son aise, dans des limites beaucoup plus étendues. Cet extrait, tel qu'il est préparé, n'est pas toxique, du moins aux doses ordinaires. On peut, sans danger, injecter une deux ampoules par jour et plus, et recommencer les jours suivants. Dans les crises d'urémie on a été jusqu'à faire les injections toutes les deux heures. Il ne paraît pas y avoir d'effets accumulatifs.

Le Néphrine's Extract, destiné à être employé *per os*, est un extrait de reins pulvérulent qui correspond à 50 grammes de rein de porc par cuillerée à café.

Il est administré à la dose moyenne de 2 à 4 cuillerées à café et plus, par jour, ingurgité dans café noir, cacao, confitures, miel, enveloppé de pain azyme.

Suspension temporaire au bout de 10 jours d'administration.

OPOTHÉRAPIE HÉPATIQUE

L'opothérapie hépatique, inaugurée par le Professeur A. Gilbert et P. Carnot, est basée sur la *transmissibilité aux extraits*, démontrée *in vivo* et *in vitro*, des multiples fonctions du foie : fonction biliaire, fonction uréo-poiétique, action coagulante, pouvoir antitoxique, action sur la destruction du sucre.

Elle est employée avec succès dans les affections suivantes :

Cirrhoses du foie. — MM. Gilbert et Carnot ont utilisé cette médication dans les cas de cirrhose alcoolique ou non. Ils ont obtenu une diminution ou une suppression de l'ascite, des hémorragies, de l'œdème des jambes et même des guérisons.

MM. Dauriac, Combes, Vidal (de Blidah), Roger, P. Widal, ont publié des observations analogues.

Les professeurs Spilmann et Demange, de Nancy, dans une communication au congrès de Lille, ont tiré de leurs observations les conclusions suivantes :

1° La médication par l'extrait de foie constitue un traitement rationnel et spécifique de l'insuffisance hépatique ;

2° L'opothérapie hépatique a une action manifeste sur la nutrition, ainsi qu'en témoigne l'excrétion urinaire ;

3° Les résultats sont surtout favorables dans la cirrhose atrophique, la congestion passive et le cancer du foie.

« C'est surtout dans la cirrhose atrophique que les effets de l'opo« thérapie ont été favorables. Dans les quatre premiers cas, nous avons « obtenu des améliorations surprenantes. Dans une observation, l'état « général était si mauvais qu'on s'attendait à une issue fatale ; tous les « traitements avaient été employés sans fruit. Un mois après le début de « la médication hépatique, le malade pouvait se lever et était mis au « régime de l'hôpital. »

Des résultats semblables sont rapportés par MM. Gilbert et Carnot (*l'Opothérapie*, Paris, 1901). Ils citent, entre autres, une femme cirrhotique entrée dans un état désespéré et dont l'ascite, l'ictère, l'œdème des jambes, disparurent rapidement. Ce fut une véritable résurrection.

Le traitement ne doit pas être interrompu et ne produit pas de résultats si la déchéance organique est trop avancée.

M. Créquy (*Société de thérapeutique*, 10 février 1904) a rapporté l'observation d'une cirrhose atrophique du foie, laquelle, si elle n'a pas été guérie, a été tout au moins améliorée par l'extrait hépatique. Il s'agit d'un malade qui a repris son travail depuis quatre mois, après avoir été obligé de garder le lit pendant huit à dix mois, de souffrir 12 ponctions, de souffrir de très graves complications, un œdème considérable des jambes, des testicules, des hémorrhagies intestinales, des escarres du sacrum, etc.

M. Hirtz, médecin des hôpitaux de Paris, a publié (*Société de thérapeutique*, 9 mars 1904) une observation de cirrhose alcoolique guérie par l'opothérapie hépatique.

Au bout de six à huit jours de traitement, les urines augmentèrent dans une proportion notable. Au lieu de 300 à 500 grammes, le malade urinait 1 litre, 1 l. 1/2 et enfin 2 litres.

L'œdème des membres, du scrotum, du membre viril, disparut. On eut à faire une autre ponction de 8 litres environ, après laquelle l'ascite ne se reproduisit pas. La rate demeurait néanmoins un peu développée et le foie paraissait de dimensions normales, sans hypertrophie appréciable.

Une nouvelle analyse urinaire donna 20 grammes d'urée en 24 heures.

En mars l'ascite avait diminué de telle façon qu'elle apparaissait difficilement dans le décubitus latéral ; le malade sortit de l'hôpital et depuis un an il s'occupe de son travail.

M. Gaillard a publié (*Bulletin de la Société médicale des hôpitaux*, 29 janvier 1903) l'observation d'une cirrhose atrophique traitée *in extremis* par l'opothérapie hépatique et cliniquement guérie depuis deux ans et demi. Le fait parait véritablement remarquable. Le distingué médecin des hôpitaux de Paris insiste sur l'action diurétique surprenante du traitement et sur la rapidité et l'amélioration observée dans ce cas.

M. Perrin, chef de clinique à la faculté de Nancy, a publié (*Revue médicale de l'Est*, 1er janvier, 15 janvier, 1er février, 15 février 1905) des observations très intéressantes de cirrhotiques traités par l'extrait désigné sous le nom de *Hépatéine Chaix*. M. Perrin a administré cet extrait dans un peu de café pur, mais il préfère le donner sous la forme de huit cachets de 1 gramme. Les résultats obtenus confirment ceux qui ont été publiés antérieurement. L'opothérapie employée à temps est à même de faire revenir les cirrhotiques à un état de santé que l'on oserait à peine espérer.

Goutte. — Dans le cadre des maladies dites arthritiques ou par ralentissement de la nutrition, et que l'on peut considérer comme liées à un trouble de la fonction hépatique, MM. Gilbert et Carnot font rentrer, au moins provisoirement, la goutte et le diabète sucré.

Les relations causales du foie, de l'urée et de l'acide urique devaient les amener à l'essai de l'opothérapie hépatique dans la goutte.

Les effets, parfois rapides, se montrent très favorables.

Diabète. — MM. Gilbert et Carnot (*l'Opothérapie*, Paris, 1901), Gilbert et Lereboullet (*Les opothérapies dans le diabète sucré*, *Gazette hebdomadaire*, 10 octobre 1902), Gilbert et Choay (*Société de Biologie*, 4 décembre 1897), Lamoureux (*L'opothérapie hépatique dans le diabète sucré*, thèse, Paris, 1898), Lassance (*Les opothérapies dans le diabète sucré*, thèse, Paris, 1905), ont mis en relief deux variétés de diabète liées à un trouble du fonctionnement hépatique : c'est le *diabète par hyperhépatie*. L'autre est la conséquence de l'insuffisance chronique du foie : c'est le *diabète par anhépatie*.

« *L'extrait pancréatique est indiqué dans les cas de diabète par hyper-* « *hépatie et n'est indiqué que dans ceux-là. Il ne doit pas être admi-* « *nistré dans les cas de diabète par anhépatie, tributaires au contraire de* « *l'extrait hépatique.* » (Gilbert et Lereboullet.)

Comment établir le diagnostic ? L'emploi même de ces extraits, l'opo-diagnostic, donne des résultats permettant de conclure en faveur de l'anhépatie ou de l'hyperhépatie ; mais le plus souvent, suivant les auteurs, le diagnostic peut être posé avant de recourir à cette épreuve thérapeutique.

Le diabète par anhépatie vient de ce que le foie ne peut retenir le sucre ingéré ou formé dans le suc digestif. La glycosurie de cette variété affecte un rythme caractéristique ; apparaissant après le repas du soir, puis à tous les repas, elle devient continue avec deux maxima, l'un après le déjeuner, l'autre après le dîner ; en même temps, la quantité d'urée est faible, et la polyurie peu accusée ; les grands symptômes du diabète, polyurie, polyphagie, se montrent rarement ; mais la présence des petits signes — gingivite expulsive, troubles nerveux, anthrax, furoncles, cataractes — indique qu'il s'agit bien de diabète, et non de glycosurie alimentaire ; c'est un diabète fréquent chez l'homme âgé.

Si les résultats de l'administration d'extrait hépatique ont été discordants, cela tient à ce que cet extrait agit comme un excitant de toutes les fonctions du foie ; il n'aura donc une action que dans les cas d'insuffisance hépatique. *Dans ces formes, il suffit en général de quelques doses d'extrait de foie de 12 grammes chacune, représentant 100 grammes de foie frais pour faire disparaître une glycosurie et améliorer l'état général.*

MM. Gilbert et Carnot ont publié, à ce sujet, des observations très démonstratives dans lesquelles la suppression du foie fut suivie d'une augmentation de sucre que la reprise de la médication fit baisser beaucoup. Des gangrènes diabétiques rétrocédèrent et guérirent complètement.

PHARMACOLOGIE, POSOLOGIE. — Il n'est pas possible actuellement d'isoler les extraits correspondant aux différentes fonctions de la cellule hépatique, et les résultats obtenus par le Pr Gilbert avec les extraits partiels se sont montrés inférieurs aux effets produits par l'extrait total.

L'Hépatéine, qui n'est autre qu'un extrait total, correspond à 50 grammes de foie frais de porc par cuillerée à café. Elle est administrée à la dose de 2 à 3 cuillerées à café et plus, par jour, et ingurgitée dans une boisson froide, café noir, cacao, chocolat, confitures, miel, compotes de fruits, enveloppés de pain azyme. On peut, si le malade le préfère, la faire mettre en cachets par le pharmacien au fur et à mesure des besoins, les cachets pouvant s'altérer à la longue.

L'Extrait hépatique injectable est une solution faite à raison de 1 partie de tissu pour deux parties de la solution physiologique. Il est contenu dans des ampoules d'une contenance de 3 centimètres cubes. On peut, sans danger, injecter cette dose et même une dose supérieure tous les jours dans le tissu cellulaire sous-cutané. La fréquence des injections et la durée du traitement varient suivant les effets observés ou à obtenir.

OPOTHÉRAPIE PANCRÉATIQUE

Les observations de Cowley, Bright, Rokitansky, Griesinger, Hartsen, Lécorché, Lancereaux, en mettant en relief la fréquence des lésions du pancréas dans certaines formes de diabète, ont contribué à établir l'existence d'un diabète à évolution rapide que Lancereaux désigna sous le nom de diabète maigre.

Il semble établi aujourd'hui que ce diabète est dû à l'adultération du rôle régulateur qu'exerce normalement le pancréas sur la fonction glycoso-formatrice du foie. Thiroloix, Cavazzi, Chauveau et Kauffmann avaient pensé que cette influence modératrice s'effectuait par l'intermédiaire du système nerveux ; mais on tend à croire, avec MM. Chauveau et Kauffmann, qui ont abandonné leur première opinion, que le foie est directement impressionné par les produits de la sécrétion pancréatique interne. Cette sécrétion interne, qui provient non des acini pancréatiques (Thoinot et Delamarre). mais des ilots de Langherans, agirait soit en refrénant le fonctionnement du foie (du fait d'un hyperfonctionnement du pancréas), soit et surtout en l'exagérant (diabète par hyperhépatie, résultant de la suppression de l'action frénatrice exercée par le pancréas).

C'est dans ce dernier cas que serait indiquée l'opothérapie pancréatique, et les nombreux insuccès publiés au sujet de cette médication proviendraient de l'ignorance où l'on était de la nécessité d'établir cette distinction nécessaire

L'opothérapie pancréatique est justifiée là où l'opothérapie hépatique est contre-indiquée, c'est-à-dire dans les cas de diabète par hyperhépatie qui relèvent fréquemment de lésions pancréatiques et dans lesquels les extraits de pancréas agissent en modérant l'exagération fonctionnelle du foie.

APPLICATIONS THÉRAPEUTIQUES. — Dès 1893 Remond et A. Rispal ont obtenu une amélioration notable, avec augmentation du poids chez un diabétique maigre, en lui injectant du suc pancréatique.

La même année, Sibley, Ralfe, ont signalé une amélioration totale chez leurs malades en leur faisant avaler tous les soirs un pancréas de mouton.

Ausset, en 1895, publie le résultat de l'ingestion de pancréas de veau qui, chez un de ses malades, fit disparaître complètement le sucre éliminé auparavant, à la dose de 38 grammes par jour.

Bormann, après avoir bien notablement amélioré un de ses malades par le régime alimentaire sévère, fit diminuer encore le taux de la glycosurie, mais ne put jamais arriver à la suppression complète.

Thesen a traité par l'ingestion de pancréas cru six malades atteints de diabète grave, qui virent tous leur glycosurie faiblir aussi longtemps que dura le traitement.

Lisser, dans deux cas traités par des lavements de pancréas haché, a fait tomber le chiffre du sucre de 966 à 256 grammes. A la suite de la suspension du traitement, ce chiffre remontait notablement, tandis que l'amélioration de l'état général était suspendue.

Battistini, Lauritzen, Blumenthal, Spillmann et bien d'autres auteurs encore ont signalé des succès.

Les observations publiées par M. Gilbert et par ses élèves permettent de comprendre cette inégalité dans les résultats obtenus. Elles montrent la nécessité de choisir attentivement les cas, avant de faire de l'opothérapie hépatique.

Un des premiers faits qui servirent à établir ces données fut l'observation d'une malade qui avait 200 grammes de sucre par jour et pour laquelle l'opothérapie hépatique restait inefficace. L'extrait de pancréas administré depuis amena une baisse de près de moitié. Chez cette malade, une crise de colique hépatique produisit également une baisse considérable et momentanée. MM. Gilbert et Weil, qui publient cette observation, attribuent cette amélioration à l'action modératrice que la colique hépatique, de même que les maladies fébriles, exerce sur les fonctions de la cellule hépatique : ce n'est pas par un mécanisme différent qu'agit l'opothérapie pancréatique.

D'autres résultats heureux ont été publiés depuis, et ils semblent bien prouver que ce n'est que dans le diabète, dû à un fonctionnement exagéré du foie, que les extraits pancréatiques peuvent agir.

MM. Gilbert et Lereboullet ont, à cet égard, observé un certain nombre de faits probants, consignés dans un travail de M. Lassance (*Les opothérapies dans le diabète sucré*, thèse, Paris, 1905).

C'est ainsi que chez un de leurs malades chez lequel existait vraisemblablement une tuberculose du pancréas, le diabète, qui présentait tous les caractères décrits pour établir le type par hyperhépatie, fut considérablement amélioré par le traitement. L'urine, qui renfermait 106 grammes de sucre et 29 gr. 77 d'urée, ne contenait plus au bout de dix jours de traitement par l'extrait pancréatique que 10 gr. 75 d'urée, tandis que le sucre avait disparu. Après l'interruption de l'opothérapie, le sucre reparaît et l'urée remonte. On reprend le traitement et le sucre disparaît de nouveau.

Chez un autre malade, âgé de 22 ans, et pour lequel l'examen fractionné des urines permit de reconnaître le rythme du diabète par hyperhépatie, les lavements de pancréas produisirent une baisse marquée du sucre, qui en un mois tomba de 206 grammes à 86 grammes par 24 heures. Mais, dans ce cas, ce qui fut encore plus frappant, ce fut l'amélioration très marquée de l'état général, la réapparition des forces coïncidant avec la disparition de la soif et de la polyphagie.

Dans un autre cas, il s'agit encore d'un diabète par hyperhépatie, au cours d'une cirrhose alcoolique hypertrophique, et chez lequel quinze jours de traitement par l'extrait pancréatique firent tomber le sucre de 188 grammes par 24 heures à 81 grammes.

Un autre malade de 30 ans, traité par les suppositoires à l'extrait pancréatique, est très notablement amélioré et le sucre diminue, passant de 167 grammes à 112 grammes par vingt-quatre heures, après trois semaines de traitement.

M. Laffitte a publié encore à la Société médicale des hôpitaux trois observations fort intéressantes (Laffitte, *C. R. de la Société des hôpitaux* 19 novembre 1903). Les deux premières surtout sont frappantes, à cause de l'amélioration extrême de l'état général de ces deux malades. L'un avait 220 grammes de sucre qui finirent par disparaître complètement après deux mois de traitement. Les forces étaient revenues et tous les troubles qui dépendaient du diabète disparaissaient. Chez une femme aménorrhéique depuis 7 mois, le traitement par le pancréas fit réapparaître les règles en même temps que le taux du sucre passait de 93 grammes à 17 grammes.

En regard de ces cas favorables, il faut signaler une observation empruntée à la thèse de Lamoureux, et dans laquelle un diabète par anhépatie, qui s'était montré très nettement amélioré par l'opothérapie hépatique, fut brusquement aggravé, avec une forte ascension de la courbe de la glycosurie, par le traitement pancréatique. Tandis que le foie avait progressivement réduit le sucre de 102 grammes à 51 grammes par vingt-quatre heures, le pancréas le ramena à 109 grammes et même à 239 grammes.

D'une manière générale, on peut dire que les résultats ne sont pas aussi brillants en matière d'opothérapie pancréatique qu'en matière d'opothérapie hépatique, que l'amélioration est souvent temporaire, et que la médication pancréatique est inefficace dans le diabète par anhépatie justiciable au contraire de l'opothérapie hépatique. Dans le diabète à glycosurie élevée, à rythme typique, s'accompagnant d'une élimination exagérée de l'urée, l'hypertrophie du foie, l'hépatalgie, dans le diabète par hyperhépatie, en un mot, qu'il y ait ou non lésion du pancréas, l'action, au contraire, n'est pas douteuse : l'opothérapie pancréatique donne des résultats.

PHARMACOLOGIE, POSOLOGIE. — L'opothérapie pancréatique emploie actuellement la voie hypodermique, et le plus souvent l'ingestion.

L'Extrait pancréatique injectable est une solution faite à parties égales du tissu pancréatique et de la solution physiologique de sel marin. Un tube par injection. Injections tous les jours, tous les deux jours ou trois fois par semaine suivant le cas traité.

L'Extrait pancréatique Chaix est un extrait sec intégral. Il est délivré en cachets correspondant chacun à 30 grammes de l'organe frais. La dose moyenne est de 2 à 3 cachets par jour.

OPOTHÉRAPIES SPLÉNIQUE ET MÉDULLAIRE

Les physiologistes sont unanimes à reconnaître que la rate, par la quantité de sang qu'elle reçoit et émet, par sa structure, les modifications qu'elle subit dans les maladies du sang, possède une *sécrétion interne* puissante. L'ingestion de poudre ou d'extrait de rate après la splénectomie est, d'ailleurs, suivie d'effets favorables. La rate aide en même temps à l'élaboration des éléments figurés du sang, puisque, malgré les vicariances, son ablation a généralement pour effet une diminution du nombre des globules rouges et blancs.

La preuve du rôle d'un organe étant faite d'une façon absolue par l'extirpation de cet organe, la démonstration de la *sécrétion interne* de la moelle osseuse est impossible à faire, étant donnée la dissémination de ce tissu ; mais la structure de la moelle est si voisine de celle de la rate que l'on s'accorde à invoquer pour ces organes un même rôle physio-pathologique. La moelle osseuse joue aussi dans l'hématopoïèse un rôle bien connu depuis les travaux de Malassez, et contribue pour une large part à l'élaboration des globules rouges et des leucocytes.

On attribue, de plus, à ces organes une production de substances immunisantes bactéricides.

Les opothérapies splénique et médullaire reposent, d'une part, sur les fonctions leucopoïétiques, hémopoïétiques, lymphopoïétiques de la rate et de la moelle osseuse, et d'autre part sur l'observation clinique des relations intimes existant entre l'état de ces organes dans la chlorose, les anémies symptomatiques ou cryptogéniques, l'anémie pernicieuse essentielle, le paludisme, la leucémie, le rachitisme, etc.

Il a été publié, au sujet de ces affections, un nombre d'observations considérable avec amélioration nette et même guérison. Nous allons les passer en revue ; mais nous devons faire observer que l'extrait splénique et l'extrait médullaire ayant été employés tantôt isolément, tantôt associés, il nous faut unir dans ce rapide résumé ces deux médications.

Paludisme. — Cousin, Brémand, Gritzmann, Kocher, Nouveau, Paucot, ont traité avec succès des cas de paludisme par la rate ou la moelle osseuse.

Cousin traite une grosse rate paludéenne par l'extrait splénique. Le malade, trente jours après, gagne 8 kilos. Les diamètres de la rate ont diminué. Les globules rouges ont augmenté de 3.000.000. à 4.150 000 ; les globules blancs, de 8.000 à 11.000. Le malade quitte l'hôpital en excellent état.

Cousin cite aussi l'exemple d'un paludéen, atteint au Tonkin de dysenterie et d'un abcès du foie dont il fut opéré. Il a eu depuis plusieurs accès de fièvre. Rate grosse, anémie extrême. Sous l'influence de l'extrait splénique l'état général devient bon ; augmentation de poids de 13 kilos. La rate diminue ; les globules rouges augmentent de 3.200.000 à 4.000.000 ; les blancs de 9 000 à 11.000.

Critzmann a associé les opothérapies médullaire et splénique. Il a traité, par ingestion de rate et de moelle osseuse de bœuf, des sujets atteints d'infection paludéenne. Dans deux cas d'impaludisme chronique guérison rapide, réduction du volume de la rate, augmentation des globules rouges.

De Cérenville a été appelé à examiner un malade de M. Dufour, souffrant d'une très grosse rate douloureuse, conséquence d'une paludéenne romaine et chez laquelle les traitements les plus variés avaient échoué radicalement, lorsque la médication par la rate fut entreprise sur le conseil de Kocher ; en quelques mois la rate retrouva son volume ou peu s'en faut.

Nouveau (*Contribution à l'étude de l'opothérapie splénique dans le traitement de la cachexie palustre*, thèse Montpellier, 1902, n° 43) rend compte des essais d'opothérapie splénique tentés dans le service de Morsly, de Constantine.

Toutes les observations concernent des *cachectiques paludéens* avérés. Tous ces malades avaient auparavant et successivement eu recours aux différentes médications proposées jusqu'à ce jour contre la cachexie palustre (révulsifs. quinine, arsenic, fer, hydrothérapie, eaux sulfureuses, etc.) ; toutes ces méthodes s'étaient montrées impuissantes.

Dans la plupart des observations, la rate a diminué dans des proportions considérables. A noter un fait intéressant : l'apparition, chez quelques malades, de douleurs au niveau de la rate deux ou trois heures après l'ingestion du médicament, douleurs suivies d'une sensation de bien-être général.

La conclusion qui s'impose, suivant M. Nouveau, est celle-ci :

« 1° L'opothérapie splénique est formellement indiquée dans tous les « cas de cachexie palustre, puisque toutes les autres médications « sont insuffisantes et qu'elle seule apporte dans ces cas désespérés une « amélioration appréciable ;

« 2° Cette médication est inoffensive si l'on s'en tient à la dose « quotidienne de 100 grammes qui a servi à ses expériences et qui « paraît suffisante, puisqu'elle a quelquefois amené de véritables « guérisons après 10 jours d'un emploi régulier. »

L'opothérapie splénique ne saurait cependant se substituer à la médication spécifique du paludisme. Elle en est l'auxiliaire. C'est une méthode substitutive qui, par emprunt à la glande similaire d'un animal sain, restitue à l'organisme la fonction d'une glande devenue insuffisante. C'est à la période cachectique, alors que la rate est altérée, dégénérée, ne remplit plus son rôle, qu'elle doit être surtout employée. Ainsi limité, son champ d'action est encore assez vaste.

M. Paucot, dans la séance du 7 février 1907 de la Société médico-chirurgicale du Nord, ayant eu à traiter de nombreux cas de splénomégalie paludique, a essayé différentes méthodes. Aucune ne lui a donné autant de résultats positifs que l'opothérapie splénique.

Sur 252 cas traités, il a obtenu la guérison dans 251 (la rate, qui mesurait avant le traitement de dix à vingt centimètres de hauteur, est redevenue normale ou n'était plus perceptible par la percussion que derrière les côtes) et une amélioration dans l'autre cas ; la durée moyenne du traitement paraît avoir été de quarante à cinquante jours.

Il paraît devoir réussir dans tous les cas de splénite chronique, sauf lorsque la rate a acquis une dureté pierreuse et qu'elle a contracté des adhérences soit avec le diaphragme, soit avec la paroi abdominale, ce qui est le cas de l'observation 44 ; mais encore le malade a-t-il été amélioré; l'état général s'est relevé très rapidement.

Bien des hommes proposés pour la réforme, traités par l'opothérapie, ont guéri et ont pu continuer leur service. On évite ainsi une perte d'hommes pour l'État.

Ce traitement ne présente aucun inconvénient, ne détermine aucun accident; la seule contre-indication est la diarrhée ou la dysenterie, si on donne au cours de ces maladies de la pulpe de rate fraîche. On constate une augmentation du nombre des selles; mais, une fois la diarrhée ou la dysenterie guérie, on peut reprendre le traitement sans jamais amener de récidive.

Anémies cryptogéniques ou symptomatiques. — Gaudu-cheau (*Société de Biologie*, 27 mai 1899) a fait des recherches sur la seule sécrétion interne de la rate qui soit physiologiquement connue et démontrée : la fonction pancréatogène de Schiff-Herzen, et il a été constaté que l'organothérapie splénique avait une action stimulante sur la faim au bout du deuxième ou du quatrième jour et entraînait souvent une augmentation de poids.

Dixon Mann a obtenu, chez deux *chloro-anémiques* et chez un petit *hémophile* épuisé par les hémorrhagies, d'excellents résultats. Dans ce dernier cas, après insuccès par le fer, l'arsenic, il donna pendant trois semaines de l'extrait médullaire : le chiffre des hématies s'éleva de 3.800.000 à 4.400.000. Chez un homme, *après de fortes hématémèses*, le nombre des globules s'éleva de 1.070.000 à 3.040.000 en quinze jours ; chez une femme *anémique*, de 3.700.000 à 4.000.000; chez une autre, de 1.350.000 à 3.680.000 en neuf semaines.

Hamilton (l'emploi de la moelle glycérinée dans les états marqués par la diminution des globules rouges, *New-York M. J.*, 1895, 12 janv.) a traité soit par la moelle crue, selon la pratique de Bigger, soit par l'extrait glycériné, des cas d'*anémie* rebelles au traitement classique, fer, manganèse, arsenic, etc. Il n'a pas fait le compte des globules blancs. Dans un cas, les globules rouges ont augmenté de 1.000.000 à 4.800.000 en 19 jours et à 6.000.000 en 25 jours. L'hémoglobine a monté de 8 gr. 70 à 10 grammes. Dans un autre cas les globules rouges, en 5 semaines, se sont élevés de 250.000 à 5.000.000. Dans une quatrième observation, il y eut, dans l'espace d'un mois et demi, augmentation de 2.500.000. L'hémoglobine s'est élevée de 12 à 20 grammes.

Charles A. Bois et Neil T. Kerr, d'Édimbourg (*Clinical studies With spleen and thyroid extracts, Brit. M. J. Lond.*, 1898, II, 684), ont soumis à la médication splénique 22 aliénés *anémiques*, débilités, et ont observé une augmentation d'hémoglobine et du nombre des globules rouges. L'augmentation paraît porter surtout sur la quantité d'hémoglobine. Ils signalent une perte de poids au début du traitement, suivie d'un accroissement qui, dans un cas, s'est élevé à 17 livres au bout d'une quinzaine de jours.

Clark (A. C.) (*The therapeutic value of spleen extract. Edimb. M. J.* 1898, n. s. III, 152-156) a expérimenté l'extrait de rate sur des aliénés atteints d'inertie mentale et physique ; cet extrait, d'après lui, a une action :

Sur la circulation ; il accroît la fréquence du pouls de 5 à 10 0/0 ;

Sur la température qu'il élève d'1/2 à 1 degré dans la majorité des cas ;

Sur la nutrition : 34 malades ont été observés au point de vue du poids. A côté de chiffres très faibles, il a noté des augmentations phénoménales allant jusqu'à 11 kilos dans l'espace de 10 à 34 semaines. L'augmentation a été la règle.

Il a noté une augmentation des globules rouges et du taux de l'hémoglobine, une stimulation de l'activité glandulaire de la peau qui se colore, prend de l'élasticité, perd sa sécheresse.

Charrin et Chassevant ont publié les essais faits par eux au moyen de la moelle osseuse sur deux malades : l'une, anémiée, mais tuberculeuse, ne fut pas améliorée ; chez l'autre, anémiée par suite de métrorrhagies, le chiffre globulaire passa, en deux mois, de 1.720.000 à 4.051.000. Le dosage de l'hémoglobine par la méthode d'Hénocque fut avant le traitement de 6 à 7 0/0, après, de 10 à 11 0/0.

Gilbert et Garnier ont soigné plusieurs cas de chlorose par l'opothérapie médullaire (Gilbert et Garnier, *Etat actuel de l'opothérapie*, Masson, édit.). Voici leurs résultats numériques :

I. — *Moelle osseuse en nature.*

1er Cas : en 18 jours augmentation de.	620.000 pour N 240.000 pour R
2e Cas : en 25 jours augmentation de.	217.000 pour N 500.000 pour R

II. — *Extrait de moelle osseuse.*

1er Cas : en 27 jours augmentation de.	1.054.000 pour N 795.000 pour R
2e Cas : en 38 jours augmentation de.	780.000 pour N 344.000 pour R

III. — *Extrait de moelle osseuse allemande.*

En 33 jours augmentation de.	1.612.000 pour N 231.000 pour R

Ludomil von Korzynsky (*Wiener medicinische Presse*, 1900) n'a eu qu'à se louer de la médullothérapie dans la chloro-anémie.

En résumé, sous l'influence de la moelle osseuse et de la rate, la circulation du matériel hémoplastique augmente, et dans la même unité de temps, beaucoup plus de cellules hémoplastiques passent dans les poumons, l'absorption d'oxygène est donc exaltée.

La presse rapporte un certain nombre de guérisons d'*anémie pernicieuse*. Dans un cas d'origine obscure, M. de Cérenville n'a rien obtenu avec la moelle osseuse.

Dans une autre observation, Goldcheider, de Berlin, n'obtint non plus aucun bénéfice.

En d'autres cas, par contre, le même auteur a réussi à augmenter artificiellement le nombre des leucocytes jusqu'au quadruple ou sextuple.

Danforth, Barrs, Cohnstein, ont employé la rate et la moelle osseuse données ensemble ou isolément et ont obtenu des effets favorables.

Fraser (*British med. Journ.*, 2 juin 1894), chez un homme de 60 ans, atteint d'*anémie grave* datant de plusieurs années, et déjà traité sans résultat par le fer et l'arsenic, obtint, par l'extrait médullaire, une amélioration évidente de l'état général : augmentation des érythrocytes (de 840.000 à 1.130.000) et du taux de l'hémoglobine.

Cassini (V, XIIe Cong. internat. de méd., sect. thérap., 1900, Paris, 1901, Comptes rendus, 358-359) a rapporté un cas d'*anémie pernicieuse type familier*, guéri par l'opothérapie spléno-médullaire.

Blumenau (*Nell' Ospedale di Grodno*) a observé un cas d'anémie pernicieuse dans lequel la médullothérapie apporta une guérison complète et durable.

Billings a employé avec succès la médication médullaire dans deux cas d'anémie pernicieuse.

Parmi les observations dont la preuve hématologique a été faite, il convient de citer notamment celles de Stengel (*Therapeutic Gazette*, 1896, p. 293) ; de Fabian (*Deutsch. milit. Zeit.*, 1903), qui a obtenu une amélioration considérable et très rapide dans un cas d'anémie pernicieuse primitive pour lequel les autres médicaments étaient restés inefficaces ; de Spiridonoff Nidewky (Thèse de Lausanne, 1903) ; de Céalac (*Spitalul*, n°s 8 et 9, 1904), et surtout celle de M. P. Ménétrier (*Anémie pernicieuse et opothérapie médullaire*, *Bulletin de la Société médicale des hôpitaux de Paris*, n° 13, 13 avril 1905), dans laquelle l'auteur, après avoir traité sans résultat un certain nombre d'anémies graves, rapporte un cas d'anémie cryptogénétique, de type pernicieux, où l'opothérapie médullaire, instituée à l'exclusion de toute autre thérapeutique, semble avoir fait remonter très rapidement le chiffre des globules de 680.000 à 3.000.000, et avoir fait disparaître les caractères pathologiques graves du sang ainsi que tous les symptômes imputables à l'anémie. Non seulement ce fait est une preuve que l'opothérapie médullaire peut, dans certains cas, agir favorablement, mais il est d'autant plus intéressant que l'auteur a pu suivre avec détails les phénomènes de réparation sanguine provoqués par l'opothérapie, et qui semblent assez instructifs au point de vue de la physiologie du globule rouge.

Au point de vue pratique, M. Ménétrier croit pouvoir déduire de ce fait, comparé aux autres, qu'il a observé les indications suivantes :

1° *Dans toute anémie grave cryptogénétique, quand il y a réaction myéloïde, si faible soit-elle, on doit tenter l'opothérapie médullaire. Si la myélémie est très faible, comme cela se voit le plus généralement (1 globule nucléé p. 100 de leucocytes, 1 ou 2 p. 100 de myélocytes), il ne faut pas trop attendre du traitement. Pourtant il peut agir, et c'est encore l'examen du sang qui fournir la preuve de cette action : une leucocytose légère avec augmentation de la polynucléose et de la réaction myéloïde, survenant peu de jours après l'institution de l'opothérapie, donnera la preuve que la moelle a réagi. Mais, même dans ces conditions, la déglobulisation pourra continuer, et la mort pourra survenir, bien que la formule sanguine soit plus favorable.*

2° *Dans certains cas, — d'ailleurs très rares, — la réaction myéloïde est par elle-même très marquée ; c'est dans ces cas que l'opothérapie, en renforçant et en régularisant l'effort de la moelle, pourra faire remonter le chiffre globulaire et amener une guérison au moins temporaire.*

3° *Enfin, quand il y a absence totale de réaction myéloïde, absence totale de globules nucléés, de myélocytes, absence de poïkilocytose, d'anisocytose, de polychromatophilie, l'opothérapie médullaire semble absolument sans effet.*

Elle ne saurait agir sur une moelle entièrement graisseuse et dégénérée, car il est probable que l'opothérapie — c'est du moins l'avis de

M. Ménétrier — joue plutôt un rôle d'excitateur fonctionnel qu'un rôle de remplacement. Ceci est loin, d'ailleurs, d'être démontré, car, à en juger par un fait qu'ont observé M. le Dr A. Chauffard, médecin des hôpitaux de Paris, et M. L. Lœderich, interne, on pourrait néanmoins obtenir une guérison parfaite, même en l'absence de toute réaction myéloïde, en associant à l'opothérapie médullaire des injections sous-cutanées d'arsenite de potasse, et cela dans la forme aplastique de l'anémie pernicieuse qui, selon M. Ménétrier, se montre rebelle au traitement.

Cette observation a été suivie d'un certain nombre de communications et publications, parmi lesquelles nous citerons celles de Gardon Gullan (*The Lancet*, 24 août 1907), de MM. Courtois-Suffit et H. Ferrand (*Société médicale des Hôpitaux*, 11 janvier 1907) et les thèses d'Aubertin et de M. Agasse Lafond (Thèse de Paris, 1906), qui résument nettement la question et précisent le mode d'emploi de l'opothérapie médullaire.

Leucémie, leucocythémie. — Eichhorst a échoué dans deux cas de leucémie; Lichtheim, de Cérenville, dans des cas de « grosse rate » : mais ce dernier auteur doit à von Eiselsberg la relation d'un cas de tumeur de la rate, adhérente, sans maladie du sang, qui guérit parfaitement à la suite de l'ingestion quotidienne de 5 grammes de rate de veau, poursuivie pendant deux mois.

Goldscheider, de Berlin, traita par des extraits de moelle osseuse un malade atteint de *leucémie grave*; — le traitement fit diminuer le nombre des leucocytes ; le malade s'améliora, mais il succomba peu de temps après.

Bigger, dans un cas de *leucémie splénique* paraissant aggravé par le fer et l'arsenic, obtint par la médullothérapie des résultats satisfaisants ; la rate, qui dépassait la ligne médiane de 5 à 6 centimètres, plus douloureuse pendant les premiers jours, devint bientôt moins sensible. Au bout de huit jours, amélioration de l'état général : la peau et les muqueuses se colorent. Au bout de trois semaines, l'enfant pouvait marcher ; la rate diminua progressivement de volume.

Baross a rapporté un cas analogue.

Warth cite un cas de *leucocythémie* fort grave : sous l'influence de la moelle osseuse, la proportion de leucocytes, qui était, par rapport au nombre de globules rouges, de 1/12 en septembre, descendit à 1/2 en octobre, à 1/76 après 20 jours, à 1/167 après 36 jours.

L'amélioration ne fut définitive que lorsqu'on arrêta l'usage de l'arsenic (1/300 au bout de trois mois). La rate redevint normale. Mais sept mois après, les symptômes reparurent, et malgré la reprise du traitement le malade succomba en octobre.

Alexeiew (d'après Gargano, *la Médullothérapie*, *Riv. cris. di Clin. med.*, Firenze, 1901, II, 433) eut un succès dans un cas de leucémie.

Wait (*Brit. med. Journ.*, 1895) se loue aussi de la médication médullaire.

Combe, de Lausanne, a obtenu dans la pseudoleucémie infantile, avec la moelle osseuse, des résultats remarquables. Il insiste sur la mortalité fatale de cette maladie, aucun cas n'ayant guéri jusqu'au moment où il a fait emploi de cette médication.

Dermatoses. — Charles-A. Bois a, par la médication splénique, guéri, en six semaines, un cas de *psoriasis* du cou qui s'était montré rebelle au traitement thyroïdien.

Neil T. Kerr a employé le même traitement pour un *eczéma* chronique de l'abdomen, du dos, du cou et de la tête. Il a obtenu un résultat des plus remarquables.

Les essais dans ce sens ont été jusqu'ici peu nombreux.

Balzer, dans un cas de dermatite bulleuse chronique à localisations fixes, a observé un engraissement rapide et persistant avec amélioration et quasi-guérison de la dermatite par l'emploi de l'opothérapie médullaire.

Un essai d'opothérapie dans une anémie grave chez une tuberculeuse a été publié par le Dr Joucaud dans le *Limousin médical* de mars 1906. Avant le traitement, le nombre des hématies était de 1.664.000. Après un traitement de 20 jours, le chiffre passa à 2.576.000, pour atteindre ensuite 3.332.000. Le chiffre des hématies par millimètre cube a donc, en vingt jours, augmenté de près de 2 millions. Le taux de l'hémoglobine a augmenté parallèlement.

Rachitisme. — Combe a, par la moelle osseuse, obtenu aussi des guérisons du rachitisme. De Cérenville a été moins heureux ; mais il convient que son champ d'observation est trop restreint, et il reste très disposé à admettre que « les nombreux faits de guérison de cette ma-« ladie, surtout lorsqu'elle s'accompagne de spasme glottique, affirmés « par un observateur aussi distingué que Combe, doivent laisser sub-« sister cette indication ».

Voici les résultats obtenus par M. le Dr C. Amistani, au moyen de la moelle osseuse, chez 7 enfants rachitiques hospitalisés dans le service de M. le Dr V. Tedeschi, professeur extraordinaire de pédiatrie à la faculté de médecine de Padoue, et dont l'âge variait entre dix-huit mois et deux ans et demi. Sous l'influence de la moelle osseuse glycérinée, administrée par la voie gastrique à la dose de 15 à 20 grammes par jour, M. Amistani a noté, chez les petits malades en question, une augmentation rapide du poids du corps et du taux de l'hémoglobine, en même temps que la dentition et l'apprentissage de la marche étaient nettement activés. Aussi notre confrère estime-t-il que cette méthode opothérapique mériterait d'être employée, de préférence à tous les remèdes usuels, pour relever l'hématopoièse et améliorer l'état général des enfants rachitiques.

Dummond et Billing ont aussi obtenu des succès dans cette affection.

PHARMACOLOGIE. POSOLOGIE. — Les opothérapies splénique et médullaire emploient la voie hypodermique et la voie gastrique.

Voie hypodermique. — Les extraits injectables de rate et de moelle osseuse sont des extraits glycérinés préparés d'après la méthode générale de Brown-Séquard, à raison de 1 partie du tissu pour 2 parties de la solution physiologique glycérinée.

Nous préparons ces extraits isolément ou associés :

Extrait splénique injectable.
Extrait médullaire injectable.
Extrait de rate et de moelle des os.

Ces extraits, renfermés dans des tubes scellés, sont injectés à la dose journalière ou espacée de 3 cc.

Voie gastrique. — La rate et la moelle osseuse peuvent être administrées *ab ore* soit crues, *en nature*, soit sous forme pharmaceutique.

Dans le premier cas, voici comment on procède. Pour l'opothérapie splénique, l'on se procure dans les abattoirs la rate fraîche d'un bœuf en parfaite santé, exempt d'affection contagieuse ; on en retire soigneusement la pulpe que l'on ingère chaque matin à jeun, à la dose de 50 gr., mêlée à du bouillon tiède ou à de la confiture ou encore saupoudrée de sel ou de sucre.

Lorsque l'on veut employer la moelle osseuse en nature, il importe de se rappeler que la moelle chauffée ne possède aucune valeur thérapeutique, et que la moelle rouge d'un animal jeune doit être seule utilisée, la moelle des os longs étant surtout composée de graisse et, partant, possédant une action très faible.

La moelle osseuse de veau s'administre en sandwich dans le bouillon tiède ou la confiture, à la dose de 250 grammes par jour.

Cette méthode par ingestion d'organes frais est peu imposante ; elle présente des inconvénients parmi lesquels nous signalerons la difficulté que l'on peut éprouver en certaines circonstances à s'approvisionner, la facilité avec laquelle ces glandes s'altèrent, la répugnance qu'elles peuvent déterminer chez certains malades et surtout la possibilité de la contagion provenant d'animaux tuberculeux.

Il y a d'autant plus d'avantages à se servir d'extraits organiques qu'ils sont beaucoup mieux acceptés dans la clientèle, et que le plus souvent, si l'on s'en rapporte, notamment dans le cas particulier, aux résultats obtenus par MM. Gilbert et Garnier, — résultats relatés aux premières lignes de cet article et concernant l'extrait médullaire glycériné, — ils se montrent plus actifs.

Les médications médullaire et splénique ayant été appliquées tantôt isolément, tantôt associées, la préparation des extraits pharmaceutiques a dû s'inspirer de ces prescriptions différentes. De plus, les quantités d'organes administrés étant considérables, il a fallu renoncer à leur administration sous forme de tablettes, pilules, capsules, etc.

Nous avons donc dû préparer pour l'ingestion :

1° Un *extrait sec de rate pour voie stomacale*, connu sous le nom de SPLÉNOL ; cette préparation correspond à 50 grammes de rate de bœuf par cuillerée à café. Elle est administrée à la dose de 2 à 4 cuillerées à café par jour ingurgitées dans une boisson froide ou mêlée à la confiture.

2° Un *extrait mixte de rate et de moelle fœtale épiphysaire de veau* qui correspond par cuillerée à soupe à :

Rate de porc.	30 gr.
Moelle épiphysaire de veau.	30 gr.

Il s'agit donc d'un extrait fluide extrêmement concentré que l'on administre à la dose de 2 cuillerées à soupe par jour, pures ou étendues d'eau froide.

Cette préparation, connue sous le nom de SPLÉNOMÉDULLA et présentée par nous en 1903, semble avoir conquis nettement la faveur du corps médical.

Brown-Séquard conseillait, d'ailleurs, cette association. Les faits paraissent lui donner raison.

OPOTHÉRAPIE CÉRÉBRALE

Les extraits de substance cérébrale et médullaire ont été employés par Babès, qui traita, dès 1889, un certain nombre de neurasthéniques par cette méthode. Il traita également des épileptiques, des maniaques, des mélancoliques.

Constantin Paul développa beaucoup cette thérapeutique (transfusion nerveuse). Il améliora un grand nombre de tabétiques, de neurasthéniques, de chlorotiques neurasthéniques.

D'après lui, le premier effet ressenti par les malades est une sensation de force et de bien-être que leur donne la conscience qu'ils ont à leur disposition une somme de forces qu'ils n'avaient pas auparavant.

L'amyosthénie et l'impotence musculaire diminuent rapidement; les malades en donnent la preuve, parce qu'ils peuvent bientôt marcher beaucoup plus longtemps sans se fatiguer.

Les douleurs vertébrales et l'hyperesthésie spinale disparaissent au bout de quelques injections. Même dans l'ataxie, on voit les douleurs fulgurantes disparaître.

Il en est de même de la céphalée neurasthénique et de l'insomnie.

L'impotence fonctionnelle du cerveau disparaît à mesure.

Les malades prennent de l'appétit, leur nutrition s'améliore, et s'ils sont préalablement dyspeptiques, comme les chlorotiques, la nutrition se fait mieux, comme en témoigne l'augmentation rapide du poids.

Ce qui est remarquable, c'est que chez l'une des chlorotiques neurasthéniques en traitement alors que toutes les fonctions avaient énormément gagné : appétit, forces, embonpoint, poids, disparition de tous les troubles nerveux, les couleurs n'étaient pas revenues et l'anémie restait la même. A cette époque, le fer a été très bien supporté, et les couleurs sont revenues très rapidement ; la jeune fille restée pâle avait, au bout d'un mois, des couleurs fraîches superbes.

Constantin Paul concluait de ses observations que l'injection sous-cutanée de substance grise cérébrale constituait un véritable tonique névrosthénique, comme disait Trousseau. Cullere a soigné, de même, un certain nombre d'aliénés. Il note le réveil de l'appétit, une disparition de l'impotence musculaire. Aucune amélioration psychique notable n'a été obtenue.

Althaus a traité, de même, certaines névroses et certains tabes et obtint quelques résultats.

Moncorvo, Queen, n'observèrent aucun effet favorable.

Tout dernièrement enfin, M. le professeur Rémond et Guiraud, de Toulouse, ont traité des mélancolies simples, des folies neurasthéniques, des dégénérescences psychiques, des phobies, des hypocondries hystériques, par un extrait de substance blanche de chien, et constatèrent des améliorations marquées.

Il est possible que l'action antitoxique de la substance nerveuse vis-à-vis de certaines substances, notamment la toxine tétanique, la strychnine, le virus rabique, action actuellement très discutée, donne à l'opothérapie nerveuse de nouvelles indications.

PHARMACOLOGIE. POSOLOGIE.— L'extrait de substance grise injectable est préparé selon la méthode générale de Brown-Séquard, d'Arsonval, à raison de 1 partie de tissu pour 2 parties de la solution physiologique.

Constantin Paul injectait deux fois par semaine 3 centimètres cubes de la solution (le contenu d'une ampoule Chaix). On peut sans inconvénient rapprocher les injections.

OPOTHÉRAPIE PLACENTAIRE

Se basant, d'une part, sur les travaux de MM. Letulle et Nattan-Larrier, qui sont venus apporter la preuve scientifique que le placenta est *une glande à sécrétion interne* (*Revue de gynécologie et de clinique abdominale*, mars-avril 1901, p. 195), d'un autre côté, sur l'instinct qui pousse toutes les femelles des animaux à dévorer le délivre immédiatement après le part, instinct que l'on observe d'ailleurs, et qui a persisté chez des peuplades du Brésil, de la Russie d'Asie, d'Amérique et du Soudan, M. Bouchacourt (nouvelles recherches sur l'opothérapie placentaire, *Société de Biologie*, 1er février 1902) a pensé que la placentophagie devait avoir un but déterminé, comme tous les autres instincts qui ont ce caractère de besoin, et qu'il y aurait lieu d'utiliser le placenta en thérapeutique.

Action excitante du placenta sur la glande mammaire. — En comparant la rapidité et la facilité de l'établissement de la lactation chez les petits animaux domestiques qui ingèrent toujours leur délivre (parce que personne n'est là pour les en empêcher), avec la lenteur relative de la mise en branle de cette même fonction chez la vache et surtout la jument primipares, M. Bouchacourt s'est demandé si l'ingestion placentaire ne favorisait pas l'établissement de la lactation, et il a exposé à la Société de Biologie un certain nombre d'observations en faveur d'*une action excitante du placenta sur la glande mammaire*.

M. Bouchacourt a apporté 9 observations cliniques, dont 5 lui ont été communiquées par M. Brindeau. Le produit employé a été du placenta de brebis.

Dans le premier cas, il s'agit d'une femme nullipare, âgée de 22 ans, chez laquelle on a constaté une augmentation de volume des seins avec colostrorrhée.

Dans le 2e cas, le même fait a été observé chez une femme primipare.

La 3e observation a trait à une femme chez laquelle l'extrait placentaire, donné pendant 8 jours à la dose de 2 grammes par jour, a amené la production d'une nouvelle montée laiteuse 15 jours après l'accouchement.

Dans la 4e observation, il s'agit d'un accroissement du rendement laiteux, obtenu 21 jours après l'accouchement.

Dans la 5e observation, on a obtenu sous la même influence une nouvelle montée laiteuse chez une femme accouchée depuis 8 mois.

Les autres quatre faits, où l'emploi du placenta, à la dose de 2 ou 3 grammes par jour, semble avoir augmenté la quantité de lait chez de nouvelles accouchées, ont été communiqués à l'auteur par M. Macé, qui les a observés à la Clinique Tarnier.

Un certain nombre d'observations, dans le détail desquelles il nous est impossible d'entrer, ont été publiées depuis dans des recueils de gynécologie.

M. Bouchacourt signale l'action purgative de la placentase.

Il désigne l'extrait placentaire sous le nom de Chorionine, qui ne nous semble pas préférable au mot Placentase que nous avons adopté.

DOSES. — La Placentase Chaix est un extrait glycériné qui correspond par cuillerée à soupe à 50 grammes de placenta frais de brebis. Elle est administrée à la dose de 2 à 4 cuillerées à soupe par jour, additionnée d'eau, d'eau de Seltz, etc.

OPOTHÉRAPIE SURRÉNALE OU CAPSULAIRE

La glande surrénale est une glande sans conduit excréteur. Les substances qu'elle sécrète sont de deux sortes : des graisses (zone spongieuse et fasciculée de la substance corticale), de l'adrénaline (formée aux dépens des cellules chromaffines de la substance médullaire).

Elle a pour fonction principale de détruire les substances toxiques fabriquées par l'organisme au cours du travail musculaire : elle régularise la pression sanguine (fonction angiotonique), et cela grâce à l'adrénaline, substance douée d'un pouvoir vaso-constricteur et hypertensif remarquable.

Elle agit également sur la consommation du sucre (glycosurie plutôt que diabète).

Son extrait *provoque la diurèse*, la sécrétion des glandes salivaires, lacrymales.

Les lésions fonctionnelles de la surrénale sont doubles : il peut y avoir hypoépinéphrie ou hyperépinéphrie.

Dans le premier cas, il y a atrophie des cellules corticales : c'est ce que l'on rencontre dans la tuberculose, la syphilis, les adénomes, les fibromes, etc. Langlois a montré que les surrénales étaient indispensables à la vie et que leur ablation entraînait la mort rapide de l'animal. S'il en reste en partie, il se produit de l'asthénie, de l'hypotension, de la paralysie, mais la mort survient au bout d'un temps plus ou moins éloigné. Chez l'homme, l'hypoépinéphrie détermine des troubles respiratoires, du collapsus cardiaque, de la tachycardie, de l'anorexie, des vomissements, de l'asthénie musculaire, de la cachexie.

Dans le second cas, on trouve des douleurs sympathiques, principalement dans l'abdomen, au point de Martineau, des taches pigmentaires dans la bouche.

Au point de vue clinique, ou il n'y a pas mélanodermie, et il s'agit alors de la maladie d'Addison, ou il y a mélanodermie, et l'on constate de la pigmentation des organes génitaux, des seins, de la face interne des cuisses.

Le cas le plus grave, à forme subaiguë, se traduit par des vomissements, de la diarrhée, de l'hypotension. Le pouls est petit et le malade meurt en quelques heures, comme dans le choléra.

Pour Vaquez et Josué, l'athérome serait dû à l'hyperépinéphrie ; mais cette question, qui n'est guère encore au point, est très discutée.

Quoi qu'il en soit, les troubles déterminés par l'insuffisance de la glande, l'hypoépinéphrie, et par son hyperfonctionnement, l'hyperépinéphrie, sont l'indice d'une sécrétion interne importante et témoignent d'une action antitoxique exercée à l'état normal par les capsules surrénales ; mais il fallait savoir si une fois la cellule morte, l'extrait de ces glandes exercerait encore son pouvoir antitoxique et pouvait, en cette qualité, prendre rang parmi les agents opothérapiques.

Les essais furent tentés dans un grand nombre d'affections, et en premier lieu dans une maladie directement liée au fonctionnement de la glande surrénale, la maladie d'Addison.

Maladie d'Addison. — Les fonctions des capsules surrénales, lorsqu'elles sont supprimées, occasionnent donc des troubles qui se traduisent par différents symptômes. Mais on ne rapportait point ceux-ci à leur cause lorsque, en 1815, Addison fit paraître un travail dans lequel il attirait l'attention sur les lésions des capsules surrénales. Il attribua alors les différents symptômes à la suppression des fonctions, encore inconnues, des capsules surrénales. Puis, dans ces dernières années, ce furent les travaux de Langlois qui firent entrer dans la pratique le traitement de la maladie d'Addison par les extraits de capsules surrénales.

On peut, avec MM. Gilbert et Carnot, diviser en quatre catégories les observations publiées :

1° *Cas où le traitement a paru nocif* : Foa, Pellacani, Zucco, Pitres.

2° *Cas où le traitement n'a donné aucun résultat* : Abelous, Langlois et Charrin (tuberculeux très avancé), Chauffard, Langlois, Granger-Stewart, Darier, Murret, Marie, Galliard.

3° *Cas où l'un des symptômes seul s'est atténué* : Langlois, diminution de l'asthénie (un cas) ;

Maragliano : diminution de l'asthénie dès la dixième injection ; Faisans : disparition de la mélanodermie, persistance des autres symptômes ; Marie : diminution de l'asthénie ;

Dieulafoy : diminution de l'asthénie plusieurs fois répétée, sous l'influence du traitement capsulaire et du repos ; réapparition lors de la cessation du traitement et lors de la reprise du travail ;

Osler : grande amélioration ; diminution de la fatigue ;

Dupaigne : résistance plus considérable à l'ergographe. Mort subite peu après.

Hayem : disparition de l'asthénie; persistance de la pigmentation ; cette amélioration dura six mois, puis le malade mourut.

Widal : disparition passagère de l'asthénie, mais, après quelque temps, rechute non influencée par le traitement, et mort par syncope.

4° *Cas de guérison* : Béclère : ingestion de capsules crues et hachées de mouton, du 18 octobre au 15 novembre. Injection sous-cutanée d'extrait glycériné du 16 novembre au 4 mars.

Guérison : disparition de la pigmentation ; la force dynamométrique remonte de 1 à 100 kilogr.

La guérison se maintenait depuis trois ans.

On peut noter diverses particularités de ce cas : le traitement n'a agi qu'après deux mois, alors que, dans les autres cas améliorés, l'amélioration survenait très rapidement. L'amélioration s'est maintenue, et même accentuée depuis la cessation du traitement.

Le traitement doit donc être poursuivi plusieurs mois pour développer ses effets ; en revanche, la guérison peut être durable, sans qu'elle exige la ration d'entretien, comme le traitement du myxœdème.

Kinnicut, à New-York, a, de son côté, rassemblé 48 cas d'addisoniens traités par l'extrait capsulaire, dont 6 guérisons et 22 améliorations. Un de ses malades continuait à se bien porter au bout d'un an et demi ; la pigmentation a disparu.

Le 25 juin 1902, M. Hirtz a rapporté à la Société de thérapeutique les observations de deux malades guéris par l'injection d'extrait surrénal. Chez l'un de ces malades, les lésions tuberculeuses pulmonaires concomitantes ont été rapidement améliorées. En présence de ces résultats, M. Hirtz a appliqué le même traitement à d'autres tuberculeux qui paraissent s'en bien trouver.

Deeks décrit le cas d'une femme de trente-deux ans atteinte de la maladie d'Addison. Elle était faible, avait des battements de cœur, des vertiges, des maux de tête, des palpitations, de la lassitude et pas d'énergie. La pigmentation existait partout, mais plus prononcée où il y a du pigment normal et sur les parties exposées. Il essaya l'extrait surrénal à la dose de 0 gr. 20 trois fois par jour à la suite desquels le soulagement se montra immédiatement. Les vomissements et la diarrhée commencèrent à diminuer ; et la malade reprit des forces et se porta mieux. En deux semaines l'appétit fut revenu. L'examen du sang montra que l'hémoglobine avait augmenté de 32 à 40 % en trois semaines ; la pigmentation était tout à fait disparue. Depuis il l'a revue : le mieux s'est maintenu.

Plus récemment, Reginald Brown rapporta le cas d'un malade guéri par l'emploi des principes actifs des capsules surrénales.

C'était un homme de quarante-neuf ans qui, à la fin de l'année 1901, avait de la dyspnée et s'était forcé en travaillant. La première fois qu'il vit le malade, celui-ci avait de la pigmentation buccale, et quelque légère décoloration de la peau et du tremblement des mains lorsqu'il ne s'en servait pas. Les battements du cœur étaient faibles, et il avait un léger souffle systolique. Sur l'avis du docteur Gee, on lui donna 0, 3 centimètres cubes d'adrénaline, 3 fois par jour pendant 4 mois. Après s'en être servi pendant 7 semaines, la pigmentation disparut ; le malade gagna du poids quoiqu'il eût cessé la médication depuis cinq mois et demi. Les symptômes ne sont pas reparus.

Anderodias, ayant essayé le traitement dans six cas, obtint les résultats suivants. Un de ses malades, arrivé à l'hôpital dans un état de cachexie très avancée, succomba au bout de quelques jours, malgré le traitement.

Un second ne fut nullement amélioré par l'opothérapie [illegible]nale. Deux autres obtinrent, au contraire, de très bons effets de cette médication, sans cependant se rétablir complètement. Enfin chez les deux derniers, l'amélioration fut telle qu'elle équivaut, d'après l'auteur, à une guérison absolue.

Voici, très résumée, l'une de ces observations :

Observation 3 (Anderodias). — X..., manœuvre, trente-deux ans ; entré à l'hôpital en juillet 1899.

La maladie a débuté il y a trois mois par de violentes douleurs lombaires. En même temps sont apparus des vertiges, des nausées et une diarrhée incoercible. Puis, quelques jours après, lassitude générale et début de la pigmentation. A l'examen, lors de l'entrée à l'hôpital, on constate les symptômes suivants : pigmentation de la face du thorax et des membres ; pas de tache sur la muqueuse buccale ; asthénie très caractérisée, telle que le malade peut à peine se tenir debout ; troubles digestifs marqués, vomissements alimentaires, diarrhée, anorexie. Le foie déborde légèrement les fausses côtes ; le cœur est normal. Les poumons présentent au sommet quelques légers troubles : inspiration rude, expiration prolongée ; il n'y a pas de bacilles dans les crachats. Les autres appareils sont normaux.

Le traitement surrénal est immédiatement institué : le malade prend tous les jours une pilule d'extrait correspondant à 10 centigrammes de glande fraîche. Au bout de quinze à vingt jours, légère amélioration ; le pouls est plus fort ; les vomissements alimentaires ont cessé ; mais l'asthénie persiste ainsi que la pigmentation.

La dose d'extrait surrénal est alors augmentée et portée à 20 centigrammes. Trois mois après le début du traitement, en septembre 1899, l'amélioration est très notable : le teint s'est éclairci ; la pigmentation du thorax et des membres a diminué ; les troubles digestifs ont cessé complètement. L'asthénie a également disparu et le malade peut vaquer à diverses occupations.

Il quitte l'hôpital au mois d'octobre tout à fait rétabli.

Il y a donc des faits probants de guérison, ou tout au moins de très nette amélioration par le traitement opothérapique.

Il est intéressant de remarquer que l'amélioration, dans un grand nombre de cas, ne s'est produite qu'après plusieurs semaines de traitement, alors qu'au début la médication paraissait ne produire aucun effet utile. Nous pouvons en conclure qu'il est nécessaire, avant de déclarer le traitement efficace, de le poursuivre pendant une durée assez longue.

Nous allons passer maintenant en revue les autres affections dans lesquelles, en raison des propriétés vaso-constrictives et hypertensives de l'extrait surrénal, on a eu recours à cet agent opothérapique.

Asthme. — Salis-Cohen, Floersheim, Brunet, ont obtenu de bons résultats dans l'*asthme*, dans la *trachéo-bronchite aiguë*, dans la *dilatation des bronches*, la *bronchite chronique*, l'*œdème pulmonaire*. — D'après M. le docteur S. Salis-Cohen, professeur de médecine et de thérapeutique à la Philadelphia Polyclinic, l'ingestion d'extrait surrénal constituerait un excellent moyen de traitement d'une forme particulière d'*asthme* qui ne survient que chez des sujets présentant une tendance aux troubles vaso-moteurs, tels que le dermographisme, les transpirations abondantes, les palpitations, les crises de tachycardie, de migraine, d'œdème angioneurotique, etc.

Chez ces malades, en effet, l'accès asthmatique serait dû à une dilatation des vaisseaux bronchiques amenant la congestion, la turgescence de la muqueuse, et déterminant ainsi un rétrécissement du calibre des petites bronches. En pareil cas, les inhalations de nitrite d'amyle, loin de calmer l'oppression, ne font que l'augmenter (c'est même là un signe caractéristique de cette forme morbide). Par contre, la substance surrénale desséchée, à la dose de 0 gr. 30 à 0 gr. 60 centigr. répétée toutes les deux ou trois heures (jusqu'à 5 gr. 40 centigr. par jour), empêcherait, en raison de ses effets vaso-constricteurs, la reproduction des accès dyspnéiques. Ce résultat ne s'obtient d'ailleurs qu'après un traitement opothérapique assez prolongé.

Asthénie cardiaque. — La médication surrénale tentée dans l'asthénie cardiaque en raison des propriétés établies par les physiologistes paraît avoir échoué entre les mains de MM. de Cérenville, Gilbert et Carnot. Elle a donné, par contre, d'excellents résultats à Schafer dans les cas d'insuffisance aiguë du cœur. Les injections hypodermiques détermineraient de vraies résurrections.

Podowyssotzky et Mantowsky recommandent les injections dans les cas de collapsus et de choc, ainsi que dans les cas de mort imminente par le chloroforme.

Pneumonie. — Ayant eu l'occasion de constater l'efficacité de la médication surrénale dans une hémoptysie grave, M. le docteur E. A. Gray (de Chicago) a eu l'idée de recourir au même moyen chez deux vieillards, dont l'un fut pris d'une pneumonie gauche au cours d'une néphrite aiguë consécutive au diabète, et dont l'autre présentait une fluxion de poitrine avec expectoration sanguinolente. Dans les deux cas, le traitement ne tarda pas à amener un abaissement de la température et une diminution sensible du nombre des pulsations, en même temps qu'on constatait une régression rapide des symptômes locaux. Depuis lors, notre confrère a employé avec succès les capsules surrénales dans un certain nonbre de pneumonies, en faisant prendre 0 gr. 20 centigr. de substance surrénale toutes les deux ou trois heures. Cette médication agirait surtout comme stimulant du cœur et serait, en conséquence, particulièrement indiquée en cas de faiblesse cardiaque confirmée ou imminente, ainsi que pour combattre la gêne de la circulation pulmonaire. Aussi pourrait-on y avoir recours avec avantage dans des affections autres que la pneumonie : c'est ainsi que M. Gray en a obtenu un excellent résultat dans un cas d'asthme compliqué d'albuminurie chez un vieillard de soixante-dix-huit ans : sous l'influence du traitement, le pouls, qui battait 100 fois à la minute, tomba rapidement à 82 pulsations, l'expectoration de sang s'arrêta complètement au bout de quelques heures, et l'albuminurie elle-même disparut le surlendemain.

Fièvre des foins. — Les extraits des capsules surrénales ont été employés dans le traitement de la fièvre des foins. Dans son propre cas, Salis-Cohen trouva que, pris en usage interne, ils avaient arrêté les symptômes. Gleason traite la fièvre des foins par l'extrait surrénal et dit qu'on doit s'en servir à l'intérieur et en application locale. Dans un cas, tous les symptômes disparurent dès le premier jour.

Sawyer dit qu'il a une grande confiance dans la poudre surrénale, pour obtenir un soulagement, et renouvelle les applications toutes les deux ou trois heures et même plus souvent.

Clarke, pour traiter la même affection, s'est aussi servi de l'extrait surrénal, et rapporte des cas dans lesquels le traitement local a eu beaucoup d'action.

Il pense que, dans la rhinite vaso-motrice, où il n'y a aucune difformité locale découvrable et aucune dyscrasie générale, l'extrait surrénal en usage local paraît donner de bons résultats dans beaucoup de cas, soit en prévenant, soit en diminuant l'acuité des symptômes.

Maladies infectieuses et intoxications. — Le rôle important joué par les sécrétions de la glande surrénale dans la défense de l'organisme contre certains agents toxiques n'est plus à démontrer. Établie d'abord à l'égard des poisons normalement fabriqués dans l'organisme, et notamment ceux qui sont formés au cours du travail musculaire, cette action antitoxique de la capsule a été étudiée plus complètement dans ces dernières années. Abelous et Langlois établirent tout d'abord l'action antitoxique des extraits surrénaux *in vivo* et *in vitro*, vis-à-vis de l'atropine, de la strychnine et du curare ; puis Charrin et Langlois entreprirent la même démonstration à l'égard de la nicotine et de la toxine pyocyanique. Soit par injection simultanée d'un des poisons précédemment énumérés et d'une faible dose d'extrait capsulaire, soit par mélange *in vitro* des deux substances, ces auteurs ont, dans presque tous les cas, obtenu une atténuation de la toxicité du poison employé. M. Oppenheim a repris l'étude de ce problème du rôle des glandes surrénales dans la résistance aux infections. L'emploi de divers procédés expérimentaux, notamment les tentatives de neutralisation *in vitro* de divers toxiques par l'extrait surrénal, l'injection simultanée d'extrait surrénal et de produits toxiques ou microbiens, ou l'injection d'extrait à des animaux antérieurement intoxiqués, enfin la destruction partielle des capsules suivie, après un laps de temps suffisant, d'infections ou d'intoxications expérimentales, l'ont amené aux conclusions suivantes : l'extrait surrénal mélangé à des substances toxiques diverses, ou injecté aux animaux en même temps que ces substances, augmente, dans un grand nombre de cas, la résistance de l'organisme à l'intoxication. C'est à l'égard du phosphore et de la toxine diphtérique que cette action antitoxique des extraits surrénaux se manifeste avec le plus de netteté.

Il est possible que la médication surrénale puisse être employée pour combattre le syndrome d'insuffisance surrénale au cours des maladies infectieuses.

Affections oculaires, nasales, pharyngiennes. — Bates et Dor, Darier, Zimmermann, utilisent avec succès l'extrait surrénal en ophtalmologie comme astringent et hémostatique dans les *conjonctivites* de toutes sortes, les *larmoiements*, quelle qu'en soit l'étiologie, les *sclérites*, le *glaucome*.

Une ou deux gouttes d'extrait instillées dans l'œil font disparaître tous les vaisseaux au point de faire ressembler le globe de l'œil à de la porcelaine. Les conjonctives les plus intenses perdent, au moins pendant quelques minutes, leur aspect bien connu pour donner un œil d'apparence normale. M. Darier a proposé le collyre surrénal pour faciliter les opérations dans les cas où la cocaïne ne réussit pas en raison de la vascularisation ; en outre, son emploi permet d'éviter les hémorragies. L'extrait surrénal a encore son utilité pour le diagnostic du siège de l'hyperhémie superficielle et profonde dans les cas de conjonctivite et d'iritis. Sous son influence, le blépharospasme cède très facilement et Darier a pu obtenir la guérison complète du glaucome aigu dans un cas et deux autres résultats très satisfaisants. D'un autre côté, les préparations ne semblent pas avoir d'action accessoire fâcheuse, et tous les avantages de ces collyres résultent exclusivement de l'action vaso-constrictive.

Le Dr Zimmermann, de Stuttgart, s'en sert dans les conjonctivites de toutes sortes, parce qu'elle diminue certainement la sécrétion.

Dans les larmoiement, quelle qu'en soit l'étiologie, l'écoulement des larmes est notablement diminué pour un certain laps de temps. Dans certains cas, il a suffi à des malades d'instiller, trois fois par jour, une goutte de l'extrait pour rendre leur larmoiement très peu gênant.

Le Dr Zimmermann, en louant les bons effets de la sphygmogénine dans les sclérites et les affections épisclérales, donne l'observation d'un goutteux de 47 ans atteint de sclérite à répétition qui aurait guéri en très peu de temps par ce traitement.

Dans le glaucome, non seulement l'extrait de capsules surrénales diminue l'hyperhémie conjonctivale quand elle existe et facilite l'action anesthésiante de la cocaïne, mais il a encore une action favorable sur le processus glaucomateux lui-même. Cette influence est bien plus marquée encore, si l'on combine, comme l'a recommandé Darier, l'action de l'extrait surrénal avec celle des mydriatiques (pilocarpine, ésérine, etc.).

Radzich s'est surtout servi de l'extrait surrénal dans des *rhinites* aiguës ou chroniques, la *tonsillite* lacunaire, la *pharyngite*, et après l'ablation des polypes. Il a constaté que cet extrait est doué de propriétés vaso-constrictives puissantes; aussi est-il particulièrement utile dans les épistaxis, dans les interventions locales, et dans tous les cas où il s'agit de diminuer l'hyperhémie ou la tuméfaction des muqueuses naso-pharyngées. Son emploi est également indiqué dans le cathétérisme otho-rhinologique qu'il rend facile. Enfin il agit aussi comme un anesthésique local et, à ce titre, il peut, d'après Radzich, remplacer utilement la cocaïne.

Dan. Mackensie a donné l'extrait surrénal à un *hémophile* atteint d'épistaxis rebelle, et l'effet hémostatique fut des plus rapides.

Depuis cette époque, un grand nombre d'observations sont venues s'ajouter qui ne font que confirmer les résultats que nous avons consignés.

Hémoptysies. — Les propriétés vaso-constrictives de l'extrait capsulaire ont été utilisées par Kenworthey dans l'*hémoptysie*.

Sur 14 cas d'hémoptysie ainsi traités, dans aucun on n'eut de déception ; dans un seul cas, l'hémorragie persista 15 minutes après la première prise : les doses suivantes furent plutôt données par mesure de prudence, car on ne voit pas d'inconvénient survenir même par l'usage prolongé. Il y eut toujours renforcement et ralentissement du pouls, diminution de la toux et de l'expectoration, amélioration notable de la respiration.

C'est, d'après l'auteur, le meilleur médicament de l'hémoptysie.

Dans une autre publication, Kenwortey cite 40 cas dans lesquels il se servit avec succès de l'extrait surrénal. Dans un seul cas, l'hémorragie continua pendant 50 minutes après l'absorption de la première dose.

Il fit continuer par mesure de prudence l'usage de l'extrait pendant quelques jours ; il n'obtint pas de mauvais effet et n'observa pas d'inconvénients.

Flœrsheim s'est également servi de ce médicament dans des cas d'hémoptysie et a obtenu de bons résultats.

MM. Souques et Morel, dans une communication à la Société médicale des hôpitaux, ont également obtenu l'arrêt des hémoptysies en se servant de ce remède en injections hypodermiques.

M. Vaquez, en injections intra-parenchymateuses, a obtenu de bons résultats avec des doses de VIII à X gouttes de la solution à 1/1000 dans 5 centimètres cubes de sérum.

MM. Rénon et Louste ont obtenu par la voie gastrique, chez un tuberculeux à la troisième période, de bons résultats qui ne se sont pas maintenus, puisque le malade a succombé à ses hémoptysies.

Hématémèses. — Dans les hémorragies occasionnées par un ulcère ou un cancer de l'estomac, on a recouru à l'emploi de l'extrait surrénal ou de l'adrénaline. Grünbaum en recommande l'usage en le faisant absorber par la bouche. L'extrait agit alors par son action locale. Plus récemment, les principes actifs des capsules surrénales ont été employés avec succès dans des cas d'hématémèses par Roussel. M. Rénon s'en est également servi et a obtenu de bons résultats dans 4 cas sur 4.

Affections uréthrales et vésicales. — M. le docteur A. von Frisch, professeur extraordinaire de chirurgie à la Faculté de médecine de Vienne, a maintes fois utilisé avec succès les propriétés vaso-constrictives de l'extrait de capsules surrénales dans les interventions les plus variées sur l'urèthre et sur la vessie. C'est ainsi que le moyen en question lui a rendu d'excellents services pour l'examen cystoscopique des sujets atteints d'hématurie vésicale, dans les cystotomies pour néoplasmes de la vessie, etc.

L'instillation de quelques gouttes d'une solution d'extrait surrénal dans le canal de l'urèthre en faciliterait le cathétérisme, qu'on eût affaire à un rétrécissement très serré ou à une hypertrophie de la prostate.

Enfin M. von Frisch s'est servi avec succès du médicament en question dans 3 cas de rétention complète d'urine chez des prostatiques, qui ont pu uriner spontanément sous l'influence de ces instillations.

Métrorragies. — L'extrait surrénal a été employé dans les hémorragies utérines d'origines diverses. Ainsi Flœrsheim, dans un cas de cancer de l'utérus, arrêta l'écoulement sanguin par son emploi.

Plus tard il s'en servit dans deux autres cas et en obtint également de bons résultats. Il faisait prendre le médicament par la bouche.

Il rapporte 23 cas d'hémorragie utérine dans lesquels il obtint des succès.

Harrison rapporte un cas où l'extrait surrénal arrêta une hémorragie utérine provenant d'une subinvolution.

Il cite également un cas de cancer hémorragique où la malade fut soulagée par son emploi.

Churchill en traite un cas et obtient également l'arrêt de l'écoulement sanguin.

Moore, dans un cas d'hémorragie *post partum*, tamponna l'utérus avec du coton hydrophile imbibé d'une solution saturée d'extrait surrénal ; 0, 60 centigrammes de la glande furent aussi administrés à l'intérieur. et il donna une seconde dose une demi-heure après, et quand le tamponnement fut enlevé, l'hémorragie avait cessé. Le malade guérit rapidement.

Hormbrook s'est également servi de l'adrénaline dans les hémorragies utérines.

Harrison, dans un cas d'endométrite chronique hyperplastique, s'en est servi pour arrêter une métrorragie abondante et rebelle. Après curettage, comme l'hémorragie persistait, il prescrivit l'extrait surrénal, 0, 30 centigrammes en capsules, et le résultat fut très satisfaisant. Il a trouvé également que ce médicament, employé dans les myomes utérins, produit de bons effets. Il attire l'attention sur ce fait que l'administration de ce remède peut provoquer des contractions utérines douloureuses. L'action tonique sur le cœur est extrêmement utile dans beaucoup de cas d'hémorragies utérines. L'auteur pense qu'il n'y a pas de doute que l'opération radicale ne soit le meilleur mode de traitement ; mais lorsque les malades refusent l'intervention. l'extrait est un puissant remède.

Harrison pense également qu'il est préférable de s'en servir en usage interne, qu'ainsi il n'y a pas de risques d'infection et que le grand avantage de ce traitement est qu'il n'a pas de mauvais effets sûr le système général.

Enfin, en applications locales, les principes actifs ont été employés dans les périnéorrhaphies pour supprimer les hémorragies.

Hémorroïdes. — Dès 1900, avant toute communication sur l'application de l'extrait surrénal au traitement des hémorroïdes, nous avions pensé mettre à profit dans cette affection son action vasculaire si puissante, et nous avions prié un certain nombre de médecins de faire des applications locales de cet agent sur les hémorroïdes en général. Diminution ou disparition de la fluxion, des hémorragies, de la gène, des douleurs, innocuité absolue, tels ont été les résultats communément observés. Ils furent assez nets et assez appréciables pour nous engager à persévérer dans cette voie et à chercher la formule d'une préparation qui réunit à la fois l'efficacité, l'innocuité d'action, la commodité d'emploi. Nous sommes arrivés ainsi à un lanolé à base d'extrait surrénal total et d'adrénaline. Cette préparation, que nous avons présentée sous le nom de SPHYGMOTOPIQUE, a aujourd'hui fait ses preuves ; elle est bien connue du monde médical.

Depuis cette époque, Bouchard. Le Noir, Mossé ont rapporté de belles observations de guérisons d'hémorroïdes fort douloureuses, procidentes, irréductibles, avec menace d'étranglement, obtenues par la médication surrénale.

Ajoutons que, même après contact prolongé du sphygmotopique avec les paquets hémorroïdaires internes, il n'y a à redouter aucun accident.

Hémorragies gastro-intestinales. — W. S. Fenwick se sert exclusivement d'extrait de capsules surrénales comme hémostatique et n'a eu qu'à se louer de cette pratique. Il administre l'extrait sec le plus tôt possible après l'hémorragie. La dose peut être répétée au bout de deux heures ; on peut même administrer sans inconvénients trois doses en quatre heures. Les effets les plus marqués s'observent surtout dans les ulcères gastriques siégeant près du cardia et dans les hématémèses d'origine hépatique ou cardiaque. Par contre, dans les ulcérations néoplasiques de la région du pylore, le traitement est d'utilité. Les ulcérations intestinales bénéficient également de la méthode, en particulier dans les cas de cancer inopérable du rectum.

Les extraits de capsules surrénales ont été également employés, ces derniers temps, dans les hémorragies causées par l'ulcération des plaques de Peyer dans la fièvre typhoïde. Ainsi Edwin Murbach et Foster se sont servis dernièrement du chlorhydrate d'adrénaline dans cette maladie. Avant eux. Coleman, dans cinq cas de fièvre typhoïde chez l'adulte, avait donné de l'extrait surrénal pour arrêter d'abondantes hémorragies intestinales. La dose qu'il avait ordonnée était de 0,97 centigrammes répétée aussi souvent que nécessaire. Quatre cas de guérison furent obtenus. Le cinquième malade mourut de toxémie et d'épuisement ; mais pas d'hémorragie, comme l'autopsie le prouva. L'auteur pense qu'on peut administrer de très fortes doses sans obtenir d'effets fâcheux.

PHARMACOLOGIE. POSOLOGIE. — L'opothérapie surrénale utilise deux sortes d'extraits : l'extrait total, qui renferme tous les principes de la glande, et l'extrait partiel, auquel Takamine donna le nom d'Adrénaline.

Extrait partiel. Adrénaline. — L'apparition de ce produit fit assez de bruit et provoqua un sentiment de curiosité très vive, en raison de son pouvoir de vaso-constriction intense et de son action si énergique sur la pression artérielle. Il suscita un grand nombre de travaux et de revues Parmi ces dernières, il convient de citer un article du Dr J. Meurice (*l'Adrénaline*, *Revue générale des sciences*, n° 23, 15 décembre 1903) qui résume, assez brièvement d'ailleurs, — ce sujet étant un des plus vastes de la Pharmacologie moderne, — les propriétés pharmaco-dynamiques et thérapeutiques de cette substance.

M. Meurice aboutit à cette conclusion, qui tend à s'accréditer de plus en plus, que c'est surtout en application externe que l'adrénaline peut rendre de grands services et qu'il faut lui reconnaître de précieuses qualités. Quant à son administration interne, l'impossibilité dans laquelle on se trouve encore d'en fixer les doses convenables, en fait un médicament dont il faut se méfier et qui peut exposer à de sérieux inconvénients.

Il est certain que si l'on dépouille les observations concernant l'emploi de l'Adrénaline dans la maladie d'Addison notamment, l'on ne rencontre guère les résultats si nettement favorables qui ont été rapportés à la suite de l'administration de l'extrait surrénal total, de la sphygmogénine. Non seulement cette dernière ne semble pas exposer aux dangers de l'Adrénaline, mais elle peut agir comme un remède héroïque, ainsi qu'en témoignent un grand nombre d'observations. Aussi l'on tend actuellement à restreindre l'emploi de l'Adrénaline aux applications locales dans les hémorragies, et à se servir de l'extrait total dans tous les autres cas où l'opothérapie surrénale est indiquée.

L'Adrénaline réservée à l'hémostase locale est le plus souvent employée sous forme de solution au 1/1000. C'est elle dont on se sert en oto-rhino-laryngologie, en badigeonnages avec un léger tampon de coton hydrophile imbibé de la solution, en ophtalmologie, en applications sur les plaies cancéreuses hémorragiques, etc.

Extrait surrénal total. — Suivant le but que l'on se propose d'atteindre, on peut recourir pour l'administration de cet extrait soit à l'ingestion, soit à l'injection sous-cutanée.

L'Extrait surrénal injectable est une préparation faite à raison de 1 partie de la glande fraîche pour 2 parties de la solution physiologique. Il s'administre chez l'adulte à la dose de 3 centimètres cubes le plus ordinairement (un tube entier par injection).

Il est assez difficile d'établir des règles relativement à la fréquence, au nombre des injections. Ils sont subordonnés aux effets que l'on veut obtenir ou que l'on observe dans le cours du traitement. Le plus souvent, cependant, l'on pratique 3 injections par semaine. C'est ce que l'on fait notamment dans la maladie d'Addison. On les rapproche ou on les espace suivant les effets produits.

L'Extrait surrénal pour ingestion s'administre sous forme de tablettes qui correspondent chacune à vingt-cinq centigrammes de l'organe frais. Ces tablettes sont ingérées, suivant les cas et les indications, au nombre de 2, de 3, de 4, de 5, de 8 même par jour. On se base sur les effets enregistrés. En général, commencer par des doses faibles, 1, 2, 3 tablettes, pour tâter la susceptibilité du sujet. Ici, comme dans la médication thyroïdienne, il est bon de suspendre de temps en temps, un jour ou deux par semaine, le traitement.

Si, d'ailleurs, l'on s'accorde à reconnaître à l'adrénaline une évidente toxicité, il est encore assez difficile de se prononcer sur la toxicité ou la non-toxicité de l'extrait surrénal total, et l'on a beaucoup exagéré les dangers et les inconvénients de la méthode. Lorsque l'on se borne aux doses que nous avons indiquées, les accidents sont extrêmement rares et bénins, surtout si l'on emploie le médicament en ingestion. Dans tous les cas, si l'on remarquait du tremblement, des nausées, des vertiges, des bouffées de chaleur, signes qui éveilleront l'attention, il suffira de suspendre la médication ou tout au moins de diminuer les doses.

Un moyen très simple d'éviter tout accident, c'est de recourir toujours au début à l'ingestion et de commencer par les doses faibles ; ce n'est qu'après échec de la méthode par voie gastrique qu'on sera autorisé à essayer la voie sous-cutanée.

OPOTHÉRAPIE HYPOPHYSAIRE

Encore appelée glande pituitaire, l'hypophyse occupe l'étage moyen du crâne. Du poids de 0 gr. 60, elle peut aller jusqu'à peser 30 gr., comme dans l'acromégalie. Divisée en deux lobes séparés par un hile, elle se compose d'un stroma conjonctif et de cellules remplies de substance colloïde et de graisses.

Son action est difficile à décrire ; néanmoins, et malgré les observations de Sainton et Rathery, elle tient sous sa dépendance le squelette : d'où le problème de l'acromégalie.

Elle agit sur le système vasculaire circulatoire. L'ingestion du suc hypophysaire augmente le volume du rein, provoque la diurèse. D'après Parisot, elle aurait une action antitoxique générale sur la sécrétion thyroïdienne ; pour Salmon, elle jouerait un rôle dans le sommeil. Mais c'est surtout une glande hypertensive.

L'hypofonctionnement se manifeste par l'insomnie, le ralentissement du pouls, la sensation de chaleur ; on le rencontre dans les toxi-infections. Les Drs Renon et A. Delille se sont demandé si une partie des myocardites aiguës n'étaient pas dues à une insuffisance hypophysaire, car ils en ont vu céder au traitement.

L'hyperfonctionnement ne détermine pas d'athérome, mais de l'hypertension et de l'acromégalie (Parisot).

Il s'agit donc d'un organe doué d'une sécrétion interne importante, mais dont les attributions sont encore mal connues, peu précises. Malgré cette imprécision, on a expérimenté l'extrait hypophysaire ou pituitaire dans l'acromégalie, le goitre exophtalmique, l'infantilisme, la maladie de Parkinson, les cardiopathies, les toxi-infections.

Acromégalie. — L'extrait hypophysaire ou pituitaire a été plusieurs fois utilisé dans cette affection. On a noté le plus souvent la diminution de la céphalalgie et des paresthésies des mains. Bruns, Mossé, Mendel, ont rapporté des améliorations. Marinesco a vu augmenter la diurèse, les douleurs névralgiques diminuer d'intensité, mais la thyroïde était associée à l'hypophyse.

Tuberculose. — Dans la tuberculose pulmonaire, à la dose de 0 gr. 20 par jour, l'extrait hypophysaire élève la tension, augmente l'appétit, mais ne guérit pas.

Maladie de Basedow. — Infantilisme. — Maladie de Parkinson. — L'hypophyse améliore les basedowiens et est indiquée dans l'infantilisme, la maladie de Parkinson.

Cardiopathies. — Louis Rénon et Arthur Delille ont montré à la Société de thérapeutique, le 22 janvier 1907, la possibilité de l'emploi de l'extrait d'hypophyse comme « médicament cardiaque ». Depuis cette époque, les travaux de divers auteurs, notamment ceux de M. J. Parisot et de M. Trerotoli, permettent d'envisager la question de la médication hypophysaire dans les cardiopathies aiguës et chroniques.

Rénon et Delille ont déjà fait remarquer l'influence nettement favorable de cette médication dans les toxi-infections, au cours de la fièvre typhoïde, de la pneumonie, de la grippe, de la diphtérie, etc., quand le myocarde semble fléchir, avec une accélération du pouls, un abaissement de la tension artérielle et une diminution de la quantité des urines. S'agit-il, dans ces cas, de myocardite aiguë ou de simple insuffisance hypophysaire ? Après avoir discuté la question, ils penchent plutôt pour la seconde que pour la première de ces hypothèses. Néanmoins, la médication hypophysaire reste indiquée dans les *myocardites aiguës*.

Dans les cardiopathies chroniques, l'usage de la médication hypophysaire demande à être précisé de très près.

Dans les *affections aortiques*, où l'élévation de la tension artérielle est considérable, l'opothérapie hypophysaire est tout à fait contre-indiquée.

Dans les *affections mitrales*, dans le retrécissement et dans l'insuffisance, pendant les périodes d'hyposystolie, Rénon et Delille ont vu la tension artérielle s'élever de 2 à 5 centimètres de mercure, la diurèse augmenter de 300 à 500 grammes, sous l'influence de la prise quotidienne de 0 gr. 20 à 0 gr. 40 de poudre d'hypophyse. L'arythmie n'a pas été modifiée d'une manière appréciable.

Dans les périodes d'hyposystolie des *myocardites chroniques*, ils ont obtenu les mêmes résultats favorables. Dans un cas interprété cliniquement, comme une myocardite alcoolique très grave, en pleine asystolie, l'emploi de la médication hypophysaire pendant quatre mois, alternée avec deux périodes de digitaline, a modifié très nettement la dyspnée ; l'amélioration persiste encore un an après. Dans un cas de cardio-sclérose arythmique, l'extrait hypophysaire n'a pas eu plus d'action sur l'arythmie que la digitale ; mais dans ces affections, il importe de surveiller de très près les malades, de peur d'une élévation trop grande de la tension artérielle.

Dans un cas de *tachycardie paroxystique* avec hypotension, Rénon et Delille ont vu l'extrait hypophysaire atténuer la durée des crises de tachycardie et espacer les crises, sans les faire disparaître complètement.

Dans les cardiopathies, l'indication majeure de la médication hypophysaire résulte donc de l'abaissement de la tension artérielle. Il est impossible de songer à l'utiliser, si on ne se rend pas un compte exact de cette tension.

Selon M. Rénon, la physiologie, l'anatomie pathologique et la clinique permettent donc d'appliquer pratiquement la médication hypophysaire dans la thérapeutique des cardiopathies. Mais jamais elle n'y jouera le rôle de la digitale. A l'heure actuelle, la digitale reste le roi des médicaments cardiaques ; quand on en possède bien le maniement, on peut tirer de son usage des effets merveilleux et insoupçonnés. La médication hypophysaire, dans les cas où la digitale ne réussit pas et dans les intervalles de son emploi, nous paraît avoir autant d'action que beaucoup d'autres médicaments cardiaques secondaires. Elle n'a pas les inconvénients de l'adrénaline. Les recherches de MM. G. Etienne et J. Parisot, les expériences personnelles de Rénon et Delille sur les animaux, et celles de M. Carraro, ont démontré que l'extrait hypophysaire n'a pas sur l'aorte et sur les vaisseaux l'action nocive de cette dernière.

PHARMACOLOGIE. POSOLOGIE. — L'opothérapie hypophysaire emploie la voie hypodermique et la voie stomacale.

L'EXTRAIT HYPOPHYSAIRE INJECTABLE est préparé à raison de 1 partie du tissu et de 2 parties de la solution physiologique. Il est injecté à la dose de 3 centimètres cubes (le contenu d'une ampoule). Ne pas dépasser la dose d'une ampoule par jour.

LES TABLETTES D'EXTRAIT HYPOPHYSAIRE sont dosées à raison de 0 gr. 25 par unité. Une ou deux tablettes par jour en moyenne ; cette dose ne doit, en général, pas être dépassée.

OPOTHÉRAPIE MUSCULAIRE

Brown-Séquard avait pensé pour l'opothérapie musculaire à la voie hypodermique. Dans le cas, disait-il, où « les muscles sont flasques, on pourrait se servir du suc musculaire ». Ce mode d'administration n'a pas, croyons-nous, été utilisé jusqu'ici. En revanche, l'ingestion de ce suc, du suc de viande, pour nous servir de l'expression populaire, ingestion employée d'ailleurs de temps immémorial dans les états adynamiques les plus divers, a reçu dans ces dernières années, sous l'impulsion de MM. Richet et Héricourt qui l'expérimentèrent dans la tuberculose, un regain de faveur considérable. En 1899, en effet, ces physiologistes démontrèrent que la partie active du muscle réside, non dans la pulpe, mais dans les parties solubles dans l'eau, et établirent sous le nom de Zomothérapie une médication de l'infection tuberculeuse qui n'est, à proprement parler, qu'une des applications de l'Opothérapie. A cette époque, nous avons présenté une préparation de suc de viande obtenue à froid et de longue conservation, la SUCCOMUSCULINE.

Le soin et les améliorations successives apportées à sa préparation, sa saveur agréable, sa digestibilité, la fraîcheur entretenue par le grès qui le renferme, l'ont fait rentrer dans la pratique courante, non seulement lorsqu'il s'agit de tuberculose, mais dans tous les états adynamiques qui exigent l'emploi du suc de viande, l'anémie, la chlorose, la débilité générale, la neurasthénie, les convalescences.

Cette préparation dont une cuillerée correspond à 100 grammes du muscle de bœuf, a été expérimentée par le plus grand nombre des médecins français et étrangers dans la clientèle privée, les hôpitaux, les dispensaires et, si nous en croyons les renseignements qui nous sont parvenus, dont la plupart très autorisés, son efficacité n'est plus à établir.

La solution de sucre à saturation qui sert de véhicule permet de l'administrer pure. Elle peut aussi être additionnée d'un liquide froid quelconque, eau de Seltz, eau minérale. La dose ordinaire est de deux à quatre cuillerées par jour.

OPOTHÉRAPIES ASSOCIÉES

Les nombreuses recherches expérimentales et histopathologiques entreprises depuis plusieurs années établissent d'une façon de plus en plus nette le rôle capital joué dans l'économie par les glandes à sécrétion interne. Les résultats obtenus par l'opothérapie ne font que confirmer ces notions. Mais, si nous commençons à connaitre les effets de ces glandes, nous ignorons encore presque complètement leur mode d'action. Thyroïde, ovaire, surrénale, hypophyse, thymus, etc., constituent un ensemble très complexe, très variable, où certaines glandes paraissent avoir des actions synergiques, tandis que d'autres semblent être franchement antagonistes. Comme le font ressortir MM. Louis Rénon et Arthur Delille dans une note à la Société de thérapeutique (séance du 12 juin 1907), un équilibre très instable résulte de cette mise en œuvre de forces aussi dissemblables ; la lésion d'une glande a les conséquences les plus étendues, car elle jette le trouble non seulement dans le fonctionnement de cette glande, mais encore dans celui de toutes les autres. Suivant leurs affinités, ces organes entrent les uns en hyperfonctionnement, les autres en hypofonctionnement, pour aboutir à l'hypofonctionnement général et terminal, s'il s'agit d'une affection grave ou prolongée. Ces phénomènes se traduisent cliniquement par des symptômes d'interprétation délicate et groupés jusqu'ici en symptômes simples, uniglandulaires, hyperthyroïdie, hypothyroïdie, hypo-ovarie, etc. Il est certain que ces tableaux morbides ne correspondent pas toujours à la réalité ; aux lésions polyglandulaires constatées par les histologistes doivent correspondre des syndromes polyglandulaires.

Dans leurs recherches opothérapiques, MM. Rénon et Delille ont mis en pratique ces idées, et, après des tâtonnements parfois très longs, ils sont arrivés à modifier heureusement par une médication mixte, thyro-ovarienne, ovaro-hypophysaire, etc., des affections qui avaient résisté à l'emploi d'une médication simple, thyroïde seul, ovaire seul, etc.

Mais si l'expérience a mis en lumière plusieurs signes cliniques capables de permettre d'éviter, ou du moins de diminuer la période des tâtonnements, elle n'a pas encore fourni assez de matériaux pour établir ces syndromes polyglandulaires, dont l'existence est indéniable, et qui ne peuvent être réellement améliorés que par des médications opothérapiques associées.

C'est là une méthode opothérapique qui dans un avenir plus ou moins éloigné parait devoir être féconde en applications pratiques.

RÉPERTOIRE THÉRAPEUTIQUE

Poitiers. — Société française d'Imprimerie

RÉPERTOIRE DES EXTRAITS OPOTHÉRAPIQUES

Extraits des glandes génitales

Liquide testiculaire ou orchitique injectable Chaix. — Délivré par quantité de 12 tubes scellés de 3 centimètres cubes.

Cachets testiculaires ou orchitiques Chaix. — Délivrés par quantité de 20 unités.

Liquide ovarique injectable Chaix. — Délivré par quantité de 12 tubes scellés de 3 centimètres cubes.

Tablettes ovariques Chaix. — Délivrées par flacons de 100 unités.

Extraits des organes hémopoiétiques

Extrait splénique injectable Chaix. — Délivré par quantité de 12 tubes scellés de 3 centimètres cubes.

Extrait injectable de rate et de moelle des os. — Délivré par quantité de 12 tubes scellés de 3 centimètres cubes.

Extrait injectable de ganglions lymphatiques. — Délivré par quantité de 12 tubes scellés de 3 centimètres cubes.

Splénol Chaix. — *Extrait sec de rate pour voie stomacale.* Délivré par flacons de 90 grammes.

Splénomédulla Chaix. — *Extrait liquide de rate et de moelle osseuse pour voie stomacale.* Délivrées par flacons de 250 grammes.

Extraits thyroïdiens

Extrait thyroïdien injectable Chaix. — Délivré par quantité de 12 tubes scellés de 3 centimètres cubes.

Tablettes thyroïdiennes Chaix. — Délivrées par flacons de 100 unités.

Extraits rénaux

Néphrine injectable Chaix. — Délivrée par quantité de 12 tubes scellés de 3 centimètres cubes.

Néphrine's extract Chaix. — *Extrait de rein pulvérulent pour ingestion.* Délivré par flacons de 90 grammes.

Extraits pancréatiques

Extrait pancréatique injectable Chaix. — Délivré par quantité de 12 tubes scellés de 3 centimètres cubes.

Cachets pancréatiques Chaix. — Délivrés par quantité de 20 unités.

Extraits hypophysaires ou pituitaires

Hypophysine injectable Chaix. — Délivrée par quantité de 12 tubes scellés de 3 centimètres cubes.

Tablettes d'hypophysine Chaix. — Délivrées par flacons de 100 unités.

Extraits de la glande hépatique

Extrait hépatique injectable Chaix. — Délivré par quantité de 12 tubes scellés de 3 centimètres cubes.

Hépatéine Chaix. — *Extrait sec pour ingestion.* Délivrée par flacons de 90 grammes.

Glycerohépatéine Chaix (*Extrait hépatique glycérique*). — Délivrée par flacons de 250 gram.

Extraits thymiques

Extrait thymique injectable Chaix. — Délivré par quantité de 12 tubes scellés de 3 centimètres cubes.

Cachets thymiques. — Délivrés par quantité de 20 unités.

Extraits des glandes surrénales

Extrait surrénal injectable — Délivré par quantité de 12 tubes scellés de 3 centimètres cubes.

Tablettes d'extrait surrénal total — Délivrées par flacons de 100 tablettes.

Extraits pulmonaires

Liquide pulmonaire injectable Chaix. — Délivré par quantité de 12 tubes scellés de 3 centimètres cubes.

Glycéropneumine Chaix (*Extrait pulmonaire glycérique*). — Délivré par flacons de 250 gr.

Extrait de substance grise

Extrait de substance grise injectable. — Délivré par quantité de 12 tubes scellés de 3 centimètres cubes.

Extrait musculaire

Extrait musculaire injectable. — Délivré par quantité de 12 tubes scellés de 3 centimètres cubes.

Succomusculine (*Extrait pour ingestion*). — Délivrée par cruchons de 250 grammes.

Extrait placentaire

Placentase. — Délivrée par cruchons de 15 cuillerées.

Extrait rétinien

Extrait rétinien injectable. — Délivré par quantité de 12 tubes scellés de 3 cent. cubes.

Extrait prostatique

Extrait prostatique. — Délivré par flacons de 100 tablettes.

Extrait mammaire

Extrait mammaire. — Délivré par quantité de 20 cachets.

Sérum gélatiné

SÉRUM GÉLATINÉ. — *Délivré par quantité de 5 tubes scellés de 10 centimètres cubes.*
SÉRUM GÉLATINÉ. — *Délivré en flacons de 100 grammes.*

Les tubes de sérum gélatiné, pour être liquéfiés, doivent, avant l'application, être mis pendant quelques instants au bain-marie. La solution doit être tiède, à la température du corps environ.

Nos préparations de sérum gélatiné se conservent indéfiniment, *tant que les flacons ne sont pas débouchés.* On peut avoir ainsi chez soi, constamment sous la main, le précieux médicament.

Les usages du sérum gélatiné sont multiples :

Epistaxis. — On fait dans la narine qui saigne une injection de sérum gélatiné, puis on laisse à demeure, à l'orifice de la narine, un tampon d'ouate hydrophile imprégné de cette solution.

Plaies cutanées. — Aseptiser la plaie par un lavage antiseptique, puis l'imbiber avec quelques gouttes de sérum gélatiné et laisser quelques instants sur elle un tampon d'ouate imprégné de cette solution. Même technique pour les ruptures de varices.

Hémorragies rectales. — Lavement de 30 à 100 grammes de gélatine hémostatique.

Métrorragies. — Les injections, pour être efficaces, devant amener le sérum gélatiné en contact direct avec le vaisseau qui saigne, doivent toujours être intra-utérines.

L'on injecte de 10 à 15 centimètres cubes, puis l'on fait un tamponnement. La patiente doit garder le lit pendant quelques heures.

Pleurésies hémorragiques. — S'emploie en injections hypodermiques.

Purpura hémorragique. — S'emploie en injections hypodermiques de 10 centimètres cubes.

Hémoptysies. — On doit injecter 100 à 200 grammes dans les 24 heures. La dose peut être répétée le jour suivant.

Hématémèses. — Faire des injections de sérum gélatiné de 10 centimètres cubes. On peut aussi administrer la gélatine liquéfiée par cuillerées à thé tous les quarts d'heure.

Anévrismes. — On introduit le sérum gélatiné sous la peau. La technique opératoire est des plus simples : on peut employer toute seringue stérilisable, ou, mieux, l'appareil qui sert à l'injection sous-cutanée de sérum artificiel.

On pratique environ une injection par semaine, de préférence à la fes . et l'on injecte, à la fois, 100 ou même 200 centimètres cubes de sérum gélatiné.

Quel que soit le lieu d'élection, l'injection doit se faire lentement (1/4 d'heure), et, pendant ce temps, le liquide doit être maintenu à une température de 38° environ.

Sérum de Trunecek

Délivré par quantité de 12 tubes scellés de 1 centimètre cube, — et de 6 tubes scellés de 3 centimètres cubes.

MODE D'EMPLOI. — On commence par faire, tous les deux ou trois jours, une injection de 1 cc. Suivant les résultats obtenus, on s'en tient aux mêmes quantités, ou bien l'on injecte 2 cc. (le contenu de 2 ampoules). On peut aller jusqu'à 3 cc., chiffre qu'il est rarement indiqué de dépasser. Il est préférable, suivant Trunecek, d'augmenter le nombre des injections que leur volume.

INDICATIONS THÉRAPEUTIQUES. — Artério-sclérose locale ou générale, Sclérose cardiaque (Asthme cardiaque), Artério-sclérose cérébrale, Hémiplégie, Anévrisme, Otite scléreuse.

[Fe]rme[nt]s digestifs purs comprimés

Les comprimés **CHAIX** représentent les ferments digestifs à l'état pur, sans addition et au titre auquel ils sont primitivement obtenus. Ils ne renferment aucun des correctifs et excipients, sucre, amidon, élixir, vin, etc., que l'industrie ou l'officine a coutume d'ajouter aux ferments digestifs, excipients qui constituent souvent une incompatibilité physiologique et entraînent une atténuation d'action. Action, posologie, prescription, sont facilitées, et du même coup l'on obtient cet avantage de pouvoir administrer ces ferments sous un volume réduit de toute la quantité de la substance inerte, parfois antagoniste, ajoutée.

L'industrie fabriquant aujourd'hui les comprimés par la seule compression, sans intermède, il n'existe donc aucune analogie entre ces comprimés et les tablettes de pepsine et pancréatine de l'ancienne pharmacopée, qui sont un amalgame de sucre de lait, de pepsine, de pancréatine amylacées et de gomme adragante et dont l'action est bien inférieure. **Il est donc essentiel d'exiger la marque.**

Les comprimés digestifs renferment uniformément 0 gr. 25 de ferment pur. De petit volume et de forme lenticulaire, ils sont ingurgités facilement et se dissolvent, les uns dans l'estomac, les autres, — enrobés de kératine, — dans l'intestin.

COMPRIMÉS DE PEPSINE CHAIX

Chaque comprimé renferme 0 gr. 25 de pepsine pure, titre 100

Indications. — Apepsie. Dyspepsie. Gastralgié. Inappétence. Digestions incomplètes. Intolérance de l'estomac.

COMPRIMÉS DE PTYALINE CHAIX

Chaque comprimé renferme 0 gr. 25 de ptyaline pure

Action physiologique. — Transformation des amylacés en maltose.
Indications. — Pénurie du ferment normal. Dyspepsie des féculents

COMPRIMÉS D'ENTÉROKINASE CHAIX

Le comprimé renferme 0 gr. 25 d'entérokinase, le ferment des ferments

Action physiologique. — Action énergétique sur le pouvoir digestif du suc pancréatique. Transformation du trypsinogène en trypsine. Activation de la saccharification des amylacés.

COMPRIMÉS DE PANCRÉATINE CHAIX

Le comprimé renferme 0 gr. 25 de pancréatine pure, titre 100

Indications. — Dyspepsies intestinales : digestion imparfaite des matières grasses, des matières albuminoïdes, de la fibrine, des matières amylacées.

COMPRIMÉS DE DIASTASE CHAIX

Le comprimé renferme 0 gr. 25 de diastase, titre 100

Indications. — Dissolution et digestion plus facile des féculents : fécules de riz, d'orge, de pommes de terre, de froment, pain, légumes secs, pâtes, etc.

COMPRIMÉS DE TRYPSINE CHAIX

Le comprimé renferme 0 gr. 25 de trypsine pure, titre 100

Indications. — Pénurie de ce ferment normal. Dyspepsies intestinales. Digestion imparfaite des albuminoïdes, du lait.

COMPRIMÉS D'EXTRAIT BILIAIRE CHAIX

Le comprimé renferme 0 gr. 25 d'extrait biliaire pur

Indications. — Inappétence. Acholie. Constipation opiniâtre. Atonie intestinale. Troubles digestifs s'accompagnant de flatulence et de selles argileuses peu colorées. Lithiase biliaire. Coliques hépatiques. Entérite muco-membraneuse. Régularisation des selles.

ANTIMUCINE (BILE DE BŒUF STÉRILISÉE)

Pour injections rectales dans l'**Entérite pseudo-membraneuse.** — *Délivrée par flacons de 50 grammes.* La dose ordinaire pour l'injection rectale est représentée par le contenu d'un flacon.

www.ingramcontent.com/pod-product-compliance
Ingram Content Group UK Ltd.
Pitfield, Milton Keynes, MK11 3LW, UK
UKHW020250220726
13923UKWH00002B/885

9 782014 462685